LA DESCENDANCE

DES

ALCOOLIQUES

PAR

LE Dr F. COMBEMALE

Interne de l'Asile public d'aliénés de Montpellier (Concours 1884)
Membre du Comité de rédaction du *Montpellier médical*
Membre de la Société de médecine et de chirurgie pratiques
de Montpellier

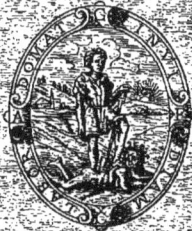

MONTPELLIER
CAMILLE COULET, LIBRAIRE-ÉDITEUR
LIBRAIRE DE LA BIBLIOTHÈQUE UNIVERSITAIRE, DE L'ÉCOLE NATIONALE D'AGRICULTURE
ET DE L'ACADÉMIE DES SCIENCES ET LETTRES
5, GRAND RUE, 5

PARIS
ADRIEN DELAHAYE & E. LECROSNIER, LIBRAIRES-ÉDITEURS
PLACE DE L'ÉCOLE-DE-MÉDECINE, 23
1888

T 20
14 (30)

LA DESCENDANCE

DES ALCOOLIQUES

DU MÊME AUTEUR

I. En collaboration avec M. le professeur agrégé MAIRET.

1° a) *Étude physiologique sur l'acétophénone*. (Ac. sc., 28 déc. 1885.)
   b) *Recherches sur l'action physiologique et thérapeutique de l'acéto-phénone.* (Ac. sciences, 18 janvier 1886.)
   c) *Recherches sur l'action physiologique et thérapeutique de l'acéto-phénone (hypnone).* (Montpellier médical, 1886.)
   d) *Effets hypnotiques de l'acétophénone (hypnone) en aliénation men-tale.* (Archives de neurologie, 1886.)

2° a) *Recherches sur l'action physiologique de l'uréthane.* (Soc. biolog., 13 et 20 mars 1886.)
   b) *Recherches sur l'action thérapeutique de l'uréthane.* (Ac. sciences, 5 avril 1886.)
   c) *Recherches sur l'action physiologique et thérapeutique de l'uréthane.* (Montpellier médical, 1886.)

3° *Note sur l'action du chloraluréthane.* (Montpellier médical, 1886.)

4° a) *Recherches sur la toxicité de la colchicine.* (Ac.sc., 14 février 1887.)
   b) *Recherches sur le mode d'action de la colchicine prise à dose théra-peutique et le mécanisme de cette action.* (Ac. sc., 21 février 1887.)

5° *Recherches sur l'action physiologique du nitrate de potasse et sur le mé-canisme de cette action.* (Soc. biologie, 29 janvier et 5 fév.1887.)

6° a) *Recherches sur l'action physiolog. du méthylal.* (Ac.sc., 24 janv. 1887.)
   b) *Recherches sur l'action thérapeut. du méthylal.* (Ac. sc., 4 av. 1887.)
   c) *Recherches sur l'action physiologique et thérapeutique du méthylal.* (Montpellier médical, 1887.)
   d) *Recherches sur l'action thérapeutique du méthylal.* (Progrès médi-cal, juillet 1887.)

7° a) *Note sur les effets du bromhydrate d'hyoscine.* (Soc. biol., 23 av. 1887.)
   b) *Les Sels d'hyoscine*, Revue, in Montpellier médical, 1887.

8° *Note sur l'action hypnotique de l'antipyrine chez les aliénés.* (Soc. bio-logie, 26 mars 1887.)

9° *De l'Influence dégénérative de l'alcool sur la descendance.* (Ac. sciences, 13 février 1888.)

II. En collaboration avec MM. MAIRET et PILATTE.

1° *Contribution à l'étude des antiseptiques. Action des antiseptiques sur les organismes supérieurs :*
   a) *Iodure et chlorure mercuriques.* (Ac. sciences, 2 juin 1885.)
   b) *Acide thymique.* (Ac. sciences, 22 juin 1885.)
   c) *Acide phénique; résorcine.* (Ac. sciences, 20 juillet 1885.)
   d) *Iode; azotate d'argent.* (Ac. sciences, 24 août 1885.)

III. En collaboration avec MM. MAIRET et GROGNIER.

   a) *Recherches sur l'action physiologique du strophantus hispidus ou inée.* (Soc. biologie, 22 octobre et 5 novembre 1887.)
   b) *Effets du strophantus hispidus ou inée sur le cœur et la respiration* (avec tracés). (Montpellier médical, 1887.)
   c) *Du Strophantus hispidus ou inée.* (Gazette hebdomadaire de mé-decine et de chirurgie, décembre 1887.)

IV. En collaboration avec M. FÉDOU.

Traumatisme éveillant une syphilis ignorée. (Union médicale, décembre 1887. Montpellier médical, 1888.)

V. 1° *Un cas de pneumopéricarde par rupture d'une caverne tuberculeuse dans le péricarde.* (Montpellier médical, 1887.)
   2° *Sur l'étiologie et la pathogénie de l'othématome des aliénés.* (Société de mé-decine et de chirurgie pratiques de Montpellier, 6 déc. 1887.)

LA DESCENDANCE

DES

ALCOOLIQUES

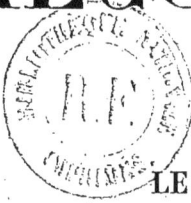

PAR

LE Dʳ F. COMBEMALE

Interne de l'Asile public d'aliénés de Montpellier (Concours 1884)
Membre du Comité de rédaction du *Montpellier médical*
Membre de la Société de médecine et de chirurgie pratiques
de Montpellier

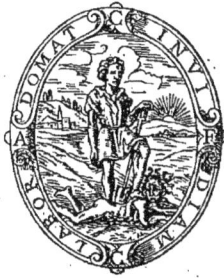

MONTPELLIER
CAMILLE COULET, LIBRAIRE-ÉDITEUR
LIBRAIRE DE LA BIBLIOTHÈQUE UNIVERSITAIRE, DE L'ÉCOLE NATIONALE D'AGRICULTURE
ET DE L'ACADÉMIE DES SCIENCES ET LETTRES
5, GRAND'RUE, 5

PARIS
ADRIEN DELAHAYE & E. LECROSNIER, LIBRAIRES-ÉDITEURS
PLACE DE L'ÉCOLE-DE-MÉDECINE, 23
1888

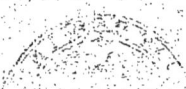

INTRODUCTION

L'usage des boissons fermentées est de tous les temps, de tous les pays, et répond à un besoin de l'homme, dont la vie, intellectuelle ou physique, n'est qu'une succession d'excitations périphériques. Aussi les peuples se sont-ils ingéniés à rechercher l'alcool, cette source d'excitations bien connues, partout où il est susceptible de se former, appelant suivant les âges à leur aide leur flair de sauvage ou les procédés savants de la chimie moderne.

Mais l'abus est près de l'usage. Cet axiome est particulièrement vrai pour l'alcool; qu'on se rappelle l'histoire de Noé dans les temps bibliques, et que l'on consulte l'histoire des peuples depuis les époques les plus reculées jusqu'à nos jours. Depuis que la chimie a mis entre les mains de l'homme le moyen de produire l'alcool en grandes quantités, cet abus des boissons alcooliques suit une progression ascendante; les statistiques qui portent sur le siècle actuel suffisent, entre autres résultats incontestables, à démontrer à tout observateur impartial les progrès que fait dans notre société l'abus des spiritueux.

Dès 1854, du reste, le professeur Magnus Huss signalait,

1

dans un remarquable livre, les ravages que faisait en Suède cet usage immodéré de l'alcool, et proposait de désigner sous le nom d'*alcoolisme chronique* les états morbides dus à l'alcool. Éclairés par les médecins sur l'immensité du mal, les divers gouvernements européens ont vite répondu au cri d'alarme que jetait le professeur de Stockholm. Balzac et Fonssagrives, l'un en littérateur, l'autre en médecin, déclaraient l'alcool plus funeste aux populations que la guerre et le choléra. A ce fléau on essaya aussitôt d'opposer des barrières: les Parlements votèrent successivement des mesures prohibitives contre les producteurs d'alcool, frappèrent de lourds impôts les alcools importés; à leur instar, les municipalités ont perçu des taxes exorbitantes pour son transport, même pour le simple droit de consommation. La justice, gardienne de la loi, refrène par divers moyens l'ivresse publique. Mais l'alcoolisme reste toujours debout envers et contre les gouvernements, et il semble que toutes les mesures édictées contre ce mal social n'ont encore abouti qu'à mieux le faire constater, qu'à enregistrer ses progrès croissants.

Les idées de tempérance que, dans beaucoup de pays, certaines associations se sont donné pour mission de propager par la persuasion, par la récompense, par le livre, nous paraissent devoir faire par ces moyens des adeptes plus nombreux que par la sévère répression de l'abus que comporte toujours une loi. Mais l'autorité gouvernementale, protégeant l'initiative des citoyens marchant de pair avec elle, peut de son côté amener des effets d'une portée immense.

Il est, en effet, un sentiment grâce auquel une force morale telle qu'un gouvernement pourrait tenter la cure de l'alcoolisme : je veux parler de ce sentiment naturel de se voir revivre dans sa descendance avec les attributs de la force physique et de l'intelligence perfectible qui sont l'apanage du genre humain. L'observation est devenue vulgaire, en effet, que les descendants des alcooliques sont amoindris sous le rapport de l'intelligence ou de la forme physique, qu'ils retardent par cela même le progrès de l'humanité. A moins d'être inconsciemment un disciple de Malthus, ou le fruit des amours intermittentes d'un alcoolique, personne ne se refuse à tenir pour sien ce noble sentiment de la paternité, pour lequel Gall avait créé une bosse spéciale dans son crâne passionnel. Et, si l'on désire être père, contribuer pour sa part à la marche en avant du progrès, ce sentiment si naturel en fera taire bien d'autres moins nobles, la passion de l'alcool par exemple. L'on voit tous les jours des pères de famille mourir à la tâche pour assurer à leurs enfants une vie aisée. Est-ce donc un but moins élevé que celui de vouloir ses enfants sains de corps et d'esprit, perfectibles en tous sens; sans vouloir viser, à un degré plus haut encore, la perfectibilité de l'espèce, ce que toutes les intelligences peuvent ne pas comprendre ou ne pas vouloir ? L'argument nous semble d'une grande valeur digne, des réflexions des philosophes et de tout homme de bon sens.

C'est pour avoir mûrement réfléchi, c'est aussi pour avoir mesuré et calculé les dangers de l'alcoolisme, et vu de près dans les asiles d'aliénés, ces tombeaux de la raison, les dégradations physiques et mentales que lègue l'alcoolique à ses enfants, que nous avons cru faire œuvre méritoire, comme médecin et comme patriote, en étudiant après bien d'autres la dégénérescence qui est la conséquence de l'alcoolisme des parents.

Ces quelques mots étaient nécessaires pour montrer l'importance du sujet que nous avons choisi comme thèse inaugurale ; l'ampleur et la portée de la question, loin de nous effrayer, nous ont confirmé dans notre résolution première, fruit de nos réflexions. L'asile des aliénés de Montpellier, où nous avons fait la plus grande partie de nos études médicales, sous la direction de deux maîtres en psychiatrie, M. le professeur Cavalier et M. le professeur agrégé Mairet, nous offrait du reste de telles ressources en observations, qu'il eût été puéril de ne pas utiliser pour la science les matériaux mis ainsi à notre disposition par la bienveillance de nos Maîtres.

Nos tendances à l'expérimentation physiologique avaient du reste, de tout temps, reçu de l'affectueuse direction de M. Mairet des encouragements tels, que depuis longtemps, avec sa collaboration et sous sa savante impulsion, nous avons entrepris des recherches dont les résultats seront incessamment soumis à l'appréciation des sociétés savantes. Ce travail s'appuiera en partie sur quelques-unes de ces expériences, patiemment poursuivies pendant quinze mois. Il nous est bien permis d'indiquer d'ores et déjà que leur valeur est suffisante

pour autoriser leur intrusion dans un sujet dépendant éminemment de l'observation.

Le titre de notre travail nous paraît indiquer suffisamment
à travers quelles questions nous désirons nous frayer notre
route pour arriver à la démonstration de ce fait, que les descendants des alcooliques sont des dégénérés, et à l'étude de
cette dégénérescence particulière.

Une exposition aussi succincte que précise de l'hérédité,
telle qu'on la conçoit aujourd'hui d'après les travaux les plus
récents sur la matière, nous permettra d'abord d'amener à
comprendre ce qu'on entend par dégénérescence, cet aboutissant, si expressivement dénommé, de toute condition anormale de la vie.

Nous essayerons ensuite de ramener à ses lignes principales
l'étude de l'alcoolisme, ce grand facteur étiologique de nombre de dégénérescences. Il serait besoin pour cela de faire ap-
pel à de nombreux travaux de toutes dates et de tous pays ;
mais la maladie est si commune que les grands traits seront
seuls dessinés, d'après les mémoires les plus importants, préférant nous appesantir sur certains points spéciaux, dont l'opposition ou la comparaison avec ce que nous dirons plus tard
seront d'un grand poids pour la démonstration de la vérité.

Réunissant, dans une seconde partie de notre travail, les
notions tirées de l'alcoolisme et de l'hérédité, nous étudierons
alors les effets de l'alcoolisme sur la descendance. Au point
de vue des effets sur l'état physique, nous présenterons quel-

ques résultats déjà signalés, ou que nous avons particulièrement mis en relief, sur la santé en général, les attributs extérieurs de l'homme, sa susceptibilité et sa moindre résistance aux maladies, sur les organes principalement atteints par la déchéance originelle. Au point de vue des effets sur l'état mental, la nature spéciale de nos études médicales nous mettra à même de donner à cette question de plus grands développements; mais, l'intelligence étant en grande partie ce qui distingue l'homme de la brute, et ses rapports avec le corps étant de tous les instants, nous ne paraîtrons pas détruire l'harmonie des diverses parties de notre travail en insistant soigneusement sur celle-là.

Les questions des rapports de cette dégénérescence avec la médecine légale et celle du traitement, — car enfin il ne suffit pas d'une vigie pour crier: *Terre!* il faut encore un pilote pour aborder sans encombre à travers les récifs qui barrent le port, — ces deux questions, disons-nous, ne seraient pas les moins dignes de notre observation. La longueur de notre travail nous sera une excuse suffisante pour justifier l'exposition générale et peu détaillée que nous donnerons à cette troisième partie; toutefois nous avons tenu à présenter la question simplement, à la traiter à un point de vue général, laissant au jugement du médecin légiste ou du clinicien le soin de conformer ses actes dans la pratique avec la variété des cas particuliers, s'il ne croit pas de prime abord ses efforts frappés d'impuissance ou cette notion nouvelle indigne de considération sérieuse.

« Respectueux et reconnaissant envers mes Maîtres, je rendrai à leurs enfants l'instruction que j'ai reçue de leurs pères. » Je ne saurais mieux exprimer qu'en cette formule du serment les sentiments qu'au moment de quitter les bancs de l'École de Montpellier, je ressens pour ceux qui m'ont initié aux choses de la médecine ; je ne saurais mieux dire aussi mes espérances.

LA DESCENDANCE

DES

ALCOOLIQUES

PREMIÈRE PARTIE

L'HÉRÉDITÉ ; L'ALCOOLISME

CHAPITRE PREMIER

L'Hérédité en général

« L'hérédité est une loi biologique en vertu de laquelle tous les êtres doués de vie tendent à se répéter dans leurs descendants ; elle est pour l'espèce ce que l'identité personnelle est pour l'individu (1). » « Les anciens en avaient fait remonter le principe jusqu'aux sources premières de la nature physique et de la nature morale, et de tous les états de santé et de maladie ; et tous, médecins, philosophes ou législateurs, avaient simplement, mais largement saisi son influence sur l'être (2). »

(1) Ch. Ribot, *l'Hérédité psychologique*; 1882, p. 1.
(2) Prosper Lucas, *Traité philosophique et physiologique de l'hérédité naturelle*; 1847, t. I, p. VIII.

Aussi le *Lévitique*, pour que les souillures ne se perpétuent pas, sépare les bêtes impures au moment de la fécondation, exclut du sacerdoce ceux qui ont des défauts corporels (1); Lycurgue met dans le lit d'un vieillard ayant contracté un mariage infructueux un jeune homme distingué par les qualités du corps et de l'esprit (2); Platon (3) réclame des juges décidant de l'opportunité des unions, et Aristote (4) fixe un âge légal pour les mariages, afin d'éviter le rapetissement de l'espèce. Les préoccupations que traduisent ces lois de l'antiquité démontrent suffisamment la valeur de l'hérédité en général.

Mais l'application de ces principes n'a pas toujours été faite avec sagacité, et les mouvements sociaux nés d'opinions contraires et les passions humaines en ont souvent empêché la réalisation : c'est sur l'hérédité envisagée d'une manière irrationnelle et arbitraire qu'est fondée la séparation des races en victorieuses et conquises, des familles en suzerains et serfs, en nobles et vilains ; que dans la libre Amérique on voit encore les distances qui séparent les noirs des blancs. Du reste, de tout temps le préjugé résista à la loi, et la réprobation continua malgré l'affranchissement de droit. Quoi qu'il en soit, l'étude de l'hérédité reste de la plus haute importance dans les sciences naturelles : sans la notion d'hérédité des caractères, point de notion d'espèce, point de théorie généalogique des êtres, et par suite ni taxinomie, ni philosophie naturelle (5).

---

(1) Le *Lévitique*, chapitre XX, v, 23-25, et XVIII, v. 7 et suiv.

(2) Barthélemy, *Voyage du jeune Anacharsis en Grèce*, t. IV, p. 117.

(3) Platon, *Législation*, liv. II.

(4) Aristote, *de la République*, liv. VII, chap. XVI.

(5) De Lapouge, *l'Hérédité dans les sciences naturelles et politiques.* (*Bulletin de l'Association générale des étudiants de Montpellier*, janvier 1888.) .

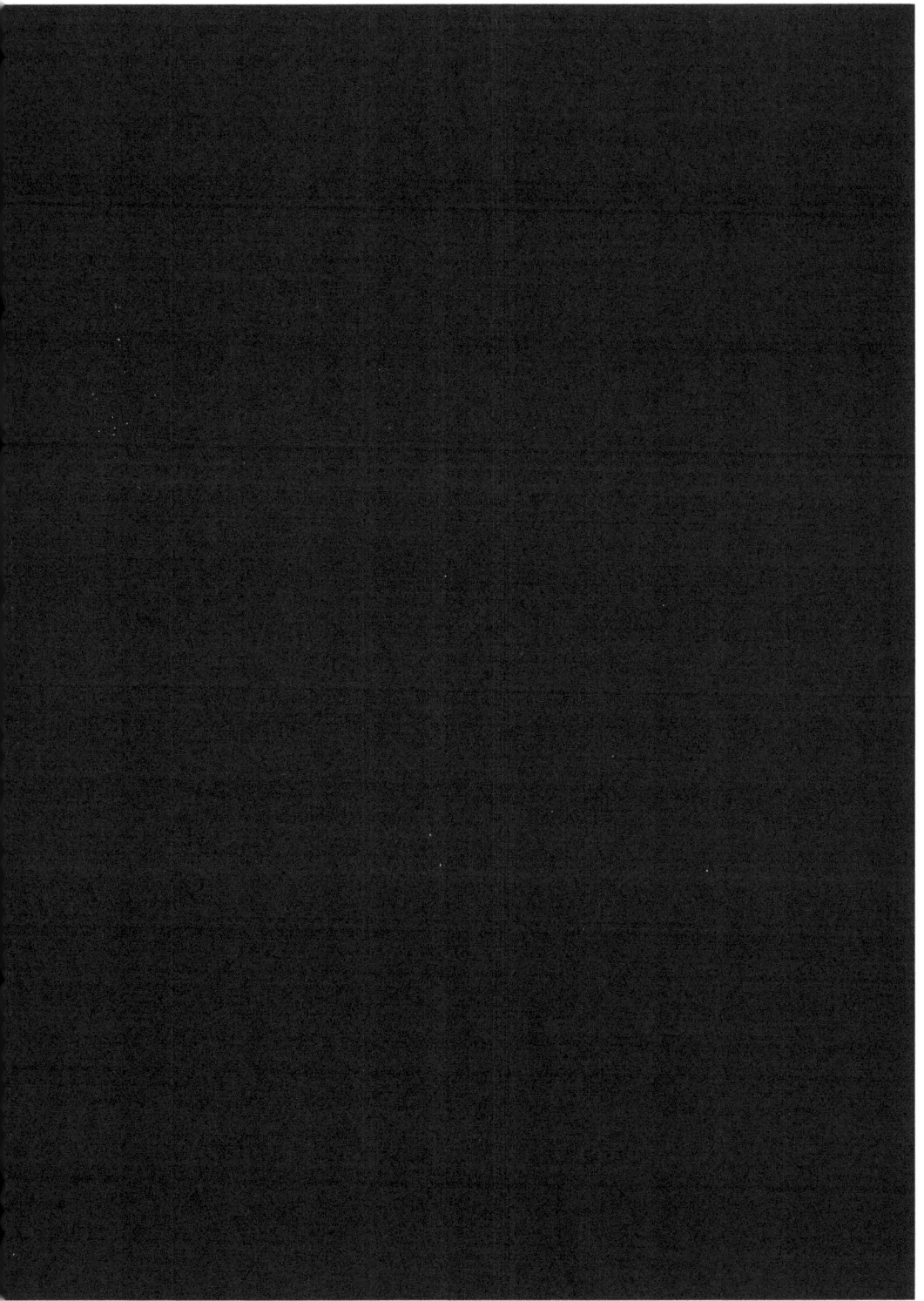

des tissus que Vesale, Fallope, Harvey, Malpighi, Ruysch, Leuwenhœck, etc., conquéraient sur la tradition galénique par la dissection ou le microscope, l'embryologie naissait vers le dix-septième siècle ; Fabrice d'Aquapendente décrivait la vésicule ovigène, la formation des membranes ; de Graaf, plus heureux, lui donnait son nom. Avec ces faibles connaissances on théorisa ; Aromatori, dès 1625, émet la théorie de la pré-existence des germes ou de la préformation ; Swammerdam, soutenu par Malebranche, aboutit à l'*emboîtement infini des germes* : théorie radicale, stérile, arrêtant le progrès scientifique, que Morgagni, Haller, Leibnitz, Cuvier, soutinrent de leur nom et qui a régné presque jusqu'à nos jours.

Mais, la côtoyant, prenait corps la théorie de l'*épigenèse*. Harvey, malheureux ami de Charles Ier, encore plus malheureux inventeur, avait, dans ses vues géniales, conçu la doctrine tout entière, la *création successive des organes par la différenciation d'une matière homogène* ; Needham, puis Gaspard Wolf, Hunter, Autenrieth, Sœmmering, Oken, Meckel, vers la fin du XVIIIe siècle ; Pander, Dollinger, Purkinje, Prévost et Dumas, notre Delpech, Wagner, Breschet, Velpeau, Müller, Rusconi, Dugès, Serres, apportent des faits que Schwann enfin fertilise en édifiant la théorie cellulaire : l'organisme vivant n'est qu'un agrégat de cellules ; *omnis cellula è cellulâ*, dirent plus tard Goodsir et Virchow (1859). Nous assistons actuellement au triomphe de la théorie de l'épigenèse avec MM. Hiss, Balfour, van Beneden, Kolliker, Mathias Duval (1).

(1) Voir, pour l'historique qui précède :

a) Gilis, l'*Embryologie, son histoire, son rôle dans la science anatomique*. (*Gaz. hebdomad.* Montpellier, 1887, p. 571.)

b) Guillaud, la *Théorie de la descendance*. (Leçon d'ouverture du cours d'histoire naturelle. Bordeaux, 1879.)

La conception de la génération d'un individu est donc établie; c'est le but de l'ontogénie. Mais la phylogénie, la science du développement de l'espèce, n'en est pas encore à son triomphe; elle est sur la voie du succès. Ici encore deux théories : l'immutabilité des espèces, le transformisme. La première ne peut s'accorder avec le progrès incessant des êtres, n'explique pas par conséquent cette tendance, ce caractère de la vie des êtres.

La seconde, créée par l'embryologie, avait été pressentie par Bacon; elle fut préparée par Buffon, de Maillet, Robinet; c'est Lamarck qui le formula nettement. Les organismes les plus simples sont nés spontanément du monde inorganique; leur organisation s'élève par degrés et se perfectionne en se compliquant; le pouvoir de la vie, ou effort intérieur, et la cause modifiante, sont les deux principes d'action de ces transformations, qui ne se produisent qu'avec le temps infini dont dispose la nature. Et. Geoffroy-Saint-Hilaire devient plus précis; il établit l'unité de composition organique, même pour les monstres; détermine les analogies organiques en s'appuyant sur la connexion des organes, qui reste fixe; il découvre aussi la loi du balancement des organes. Dugès écrit alors son *Traité sur la conformité organique dans l'échelle animale.* Enfin Darwin vient avec son *Origine des espèces,* réfute les objections faites à la doctrine de Lamarck et « donne la forme la plus connue aujourd'hui des explications possibles du transformisme. » (M. Duval.) La concurrence vitale amène une sélection naturelle, que l'hérédité conserve et perpétue; ce progrès organique n'est point fatal et nécessaire. Entravé, il y a rétrogradation et décadence des formes, persistance des types inférieurs.

Mais Lamarck n'est pas complétement applaudi. En 1870, Heckel donne sa doctrine de l'évolution : tous les embryons se ressemblent; les stades de développement sont les mêmes, plus ou moins transitoires et rapides ; donc « l'organogénie humaine est une anatomie comparée transitoire, comme à son tour l'anatomie comparée est l'état fixe et permanent de l'organogénie de l'homme », disait Serres ; donc « l'ontogénie est une courte récapitulation de la phylogénie », a répondu Heckel, plus précis et plus heureux. Le développement de l'espèce se fait donc sur le même type que celui de l'individu, mais dans un temps plus long.

Ces longues considérations historiques et théoriques étaient nécessaires pour l'exposition de l'état actuel de la science sur l'hérédité. Trouvant que la génération n'offre au chercheur qu'un amas confus d'accidents multiformes, bizarres, inextricables ; que la procréation utilise les deux influences sans cause et sans raison d'elles-mêmes, un auteur, P. Lucas, demandait en 1847 au système primordial de la création l'origine, l'essence, la raison de l'hérédité dans le signe de la vie. Considérant l'homme comme un microcosme, le symbole de la pensée, le verbe incarné de la force, de la nature, il se propose, dans son *Traité de l'hérédité naturelle*, de saisir et déterminer les formes élémentaires de l'activité humaine ; et, partant de ce principe théologique, Lucas (1) affirme que le fait biologique de la génération est régi par deux lois, l'une d'hérédité, l'autre d'innéité ; puis il croit donner la preuve empirique et logique de la transition et de l'activité de l'une et de l'autre loi dans la procréation, en même temps que l'explication de leurs rapports avec le transport séminal de tous les caractères de la nature physique et morale des êtres. Il fait ensuite l'application de ces deux mêmes lois générales de la vie à la théorie des lois particulières de l'hérédité et à l'explication de ses rapports avec la détermination de la sexualité, les modifications acquises de la nature originelle des êtres et les diverses af-

(1) Lucas, *loco citato*, p. XXIII, t. I.

fections morbides. Cet auteur, avec sa loi de l'innéité, outre qu'il montrait une cause parfois sans effets, créait une force inconnue à côté de celle de l'hérédité et ne faisait que reculer la solution.

La loi de l'hérédité sortait seule bien établie de cet ouvrage, mais il fallait en étudier le mode et la raison. Heckel et His (1), « par la transmission de certains mouvements moléculaires déterminés », avaient montré suivant quel mode s'effectuait l'hérédité. Weissmann (2) nous a fait voir récemment comment elle s'effectue; sa théorie de la continuité du plasma germinatif nous montre une substance à structure complexe, de propriétés chimiques et moléculaires déterminées, se transmettant invariable et immuable, monnaie de la même pièce, suivant l'heureuse expression de Déjerine (3). Les plasmas germinatifs en continuité directe non interrompue avec ceux des générations précédentes sont le vecteur des phénomènes d'hérédité. Fol et Hertwig ont, en effet, démontré que la fécondation consiste surtout en une copulation des noyaux, et Strassburger prouve que le corps cellulaire n'y prend aucune part; pronucléus mâle et pronucléus femelle, à chaque segmentation, transmettent donc une nature double à chacun des noyaux nouvellement formés. Les figures karyokinétiques que l'on note dans toute prolifération de cellule ont en outre permis de distinguer dans la cellule un plasma nucléaire et un plasma embryonnaire, l'un contribuant à la forme de la cellule, l'autre à sa reproduction, dont les proportions dans leur com-

(1) His, *Unsere Körperform und das physiologische Problem ihrer Entstehung*, 1874.

(2) Weissmann, *die Continuität des Keimplasma als Grundlage einer Theorie der Verheerung*. Iéna, 1885.

(3) Déjerine, l'*Hérédité dans les maladies du système nerveux*. (Thèse d'agrégation, 1886.)

binaison expliqueraient les dissemblances observées entre les parents et les enfants (1). Mais la non-hérédité des caractères acquis résulte de cette théorie, celle des caractères pathologiques surtout (2). Ici intervient l'adaptation, qui l'explique : La source des différences individuelles héréditaires siège dans la forme de la reproduction, laquelle est le matériel à l'aide duquel la sélection produit des formes nouvelles ; la fusion des cellules germinatives des sexes opposés tend, à cause du nombre d'individus composant une espèce, à accentuer les différences, non à les faire disparaître ; les caractères s'acquièrent ainsi : telle est l'adaptation. Le pourquoi, la raison de l'hérédité, sont tout entiers dans cette théorie de Weissmann, dont la faveur va toujours croissant.

L'observation, devançant l'expérimentation, avait du reste permis à Darwin de formuler les quatre lois auxquelles obéit l'hérédité physiologique :

1° Loi de l'hérédité directe et immédiate ; irréalisable dans le sens absolue de la définition, à cause de l'apport toujours inégal des deux procréateurs.

2° Loi de prépondérance dans la transmission des caractères ; toujours applicable pour expliquer les anomalies de transmission héréditaire.

3° Loi de l'hérédité en retour ou médiate (atavisme).

4° Loi d'hérédité avec périodes correspondantes de la vie (hérédité homochrone).

Après cet exposé succinct de la valeur des phénomènes de l'hérédité, de leur mode et de leur raison, des lois qui les régissent, nous allons les étudier sommairement à travers les

---

(1) Valdeyer, de la Karyokinèse et de ses applications à l'étude de la fécondation et de l'hérédité, in Sém. méd., p. 277, 1887.

(2) Ziegler, sur la Transmission héréditaire des caractères pathologiques acquis. (5ᵉ Congrès allemand de médecine interne, 1886.

manifestations physiologiques et pathologiques de la vie. De ce qui précède il restera pour nous cette idée, que l'hérédité ne peut par elle-même créer un atome de matière, mais qu'elle dispose du mouvement; que l'adaptation explique l'acquisition de certains caractères, mais que l'hérédité les consacre, les perpétue, que l'adaptation ne va pas sans l'hérédité.

Fortes fortibus creantur, a-t-on dit; c'est la formule la plus simple de l'hérédité physiologique normale. Les hommes blancs ou noirs, civilisés ou sauvages, dérivent d'un ancêtre homme; les agents modificateurs de notre globe ont différencié, chez les descendants, certains caractères spéciaux extérieurs ou intérieurs. Les caractères anatomiques généraux de l'homme persistent depuis des milliers de siècles, c'est incontestable; des caractères moins importants nous les font distinguer en races; certaines de ces modifications, par adaptation, se sont perpétuées par l'hérédité : les Juifs de la *Cène* de Léonard de Vinci représentent, trait pour trait, les Juifs d'aujourd'hui (1); les groupes ethnographiques (caucasique, mongolique, éthiopique) tiennent encore à ce fait. Nous assistons encore parfois à des ébauches semblables de la part de la nature, témoin tous ces faits dont fourmillent les *Bulletins de la Société d'anthropologie* de Paris.

Combien de temps faut-il pour qu'une transformation acquise entre dans la constitution? Un fait de De Sémallé (2) montre qu'après vingt-quatre générations, soit sept cent quarante-quatre ans chez l'homme, un quart des poules de sa basse-cour nées d'une paire de poules négresses étaient noires. Se basant sur cette observation, on pourrait approxima-

(1) Paillé, *Essai sur l'hérédité*. (Thèse Montpellier, 1857.)
(2) De Sémallé, *Sur un cas d'atavisme observé chez les poules*. (*Bulletin de la Soc. d'anthropologie,* 1886, p. 618.)

tivement fixer à cent générations, soit à trente siècles, le temps nécessaire pour l'acquisition d'un caractère important d'une race.

§ A. **L'Hérédité physique.** — Chez l'individu, l'hérédité s'étend à tous les éléments et à toutes les fonctions de l'organisme, à sa structure interne ou externe, à ses maladies, à ses caractères particuliers, à ses modifications acquises.

La structure externe nous fournirait de nombreux exemples : on sait le parti que les éleveurs tirent de cette connaissance pour les chevaux pur sang, les moutons mérinos, les bœufs de Durham, les poules de Houdan, etc. Les individus de haute taille engendrent le plus souvent des colosses ; les nains, des hommes petits. Les noirs entre eux n'ont procréé que des noirs ; les belles filles de Géorgie, hors des harems turcs, transmettent leurs formes académiques à leurs descendants, et les lutteurs de l'antiquité engendraient ces modèles d'esthétique dont la sculpture a peuplé nos musées. Les gens dont le volume du corps est considérable donnent naissance à ces vigoureux gaillards qui descendent chez nous des montagnes cévenoles. Le nez des Bourbons, la lèvre des Habsbourg, ne sont-ils pas typiques ? La pilosité du corps ou la douceur de la peau n'est-elle pas transmissible ? Et enfin cet air de famille si populaire, n'est-ce pas chose d'observation vulgaire ?

Quant à la conformation interne, est-il rien de plus positif que l'hérédité de la forme, du volume, du nombre des pièces constituantes d'un même organe ? Les crânes des divers âges géologiques, leur forme générale, la constance de l'angle facial chez divers peuples, les dépressions constantes en divers points de ses cercles chez certains types, le volume et la capacité crâniens de certaines familles de criminels, sont caractères si régulièrement reproduits par l'hérédité, qu'une

science particulière, l'anthropologie, fait porter sur leur permanence le principal de ses fondements. L'organe central de
la vie que loge ce crâne, par le développement de ses parties
constituantes, ne donne-t-il pas lieu à des études particulières
du plus haut intérêt? Le système circulatoire n'a-t-il pas sa
texture spéciale suivant les espèces et les individus? Le système digestif et le système respiratoire suivent également les
lois de transmission des caractères internes, de même que le
système nerveux.

La résistance de ces divers éléments internes enfin a aussi
son hérédité propre : tel a le tempérament apoplectique, tel autre est anémique, tel fait du pus à la moindre piqûre, tel autre
succombe à l'hémophilie, tel autre enfin aux peines morales
accumulées, dont les parents ont eu le même tempérament,
la même constitution, la même sensibilité morale.

Les caractères particuliers au mode d'existence se transmettent aussi : la durée de la vie, tenant à la puissance héréditaire de la vitalité des organes, est telle dans certaines familles, qu'en Angleterre les sociétés d'assurances demandent
des renseignements sur la longévité des ascendants de la personne à assurer (1); par contre, le fait du ministre Turgot mettant, quelques jours avant sa mort, ordre à ses affaires parce
que l'époque fatale à sa famille approchait, se répète souvent
dans certaines familles. Est-il quelqu'un qui n'ait remarqué
des vieillesses anticipées chez certaines familles, des cheveux
blanchissant héréditairement avant l'âge, qui n'ait vu mourir
jeunes tous les membres d'une famille ? A part cette résistance
à l'âge seul, on cite par centaines les observations de familles
réfractaires aux maladies contagieuses, extraordinairement
sensibles au contraire aux agents cosmiques, tels que le froid.
Et la fécondité, est-il rien de plus remarqué que cette apti-

(1) Ribot, *loco citato*, p. 7.

tude à procréer de nombreux descendants? Nous connaissons personnellement une famille dont l'ancêtre eut 22 enfants mâles, et dont chacun a eu à son tour une nombreuse lignée d'enfants mâles. Anne de Montmorency était père de 12 enfants, et trois de ses aïeux en avaient 18, dont 15 garçons; les quatre premiers Guises avaient ensemble 43 enfants, dont 30 garçons (1). La perpétuité de cette puissance prolifique dure parfois cinq et six générations. Les Allemands passent pour offrir de nombreux cas de ce genre.

Les diverses formes de l'activité motrice sont aussi transmises : Galton (2) nous montre chez les Anglais les prix de boxe, de luttes et de rames, revenir presque toujours à certaines familles, comme dans l'antiquité à certaines familles d'athlètes.

La famille des Vestris est célèbre dans la danse; les bons tireurs d'escrime sont de souche; telle famille bégaye en chœur, telle autre grasseye; les familles de chanteurs sont nombreuses.

§ B. **L'Hérédité psychique.** — Au point de vue intellectuel, la transmission héréditaire des facultés mentales est intimement liée à l'hérédité physique; puisque celle-ci régit toutes les formes de l'activité vitale, celle-là doit obéir aux mêmes lois. C'est ce qu'a démontré M. Th. Ribot, avec le talent qu'on lui connaît, dans son beau livre de l'*Hérédité psychologique*. « Les manifestations de la vie psychique, dit-il, n'étant qu'un cas, le plus élevé et le plus complexe, de l'activité vitale, l'évolution cérébrale réglant l'évolution mentale, l'hérédité psychologique dépend de l'hérédité physiologique. » Il le démontre, il l'étudie, il l'analyse.

L'hérédité des instincts existe : chaque instinct complexe

(1) Benoiston de Chateauneuf, *Mémoire sur la durée des familles nobles en France*, 1846.

(2) Galton, *Hereditary Genius*, 1869, p. 335.

se ramène à une coordination d'instincts simples, chaque instinct simple à une habitude héréditaire : c'est une action réflexe composée, « un acte conforme à son but (Hartmann) .» Antérieur à toute expérience individuelle, peu variable, l'instinct ainsi entendu est transmissible : les faits sont innombrables. Darwin (1) en cite de multiples et explique à ses adversaires et ses critiques les cas embarrassants qu'ils ont recueillis, car à cette question se lie celle de l'origine des espèces. Tout le monde connaît les faits du castor architecte et constructeur ; de l'abeille cueillant le pollen des fleurs, construisant ses cellules, y déposant son miel ; de l'âne et du chameau hésitant à franchir un ruisseau et se roulant avec plaisir dans la poussière en souvenir du désert, leur patrie originelle ; du chien sur un tapis tournant sur lui-même, comme pour fouler l'herbe à la place où il veut se coucher. L'homme, pour exprimer le dédain, découvre ses dents canines (2) ; la colère, le râtelier complet. Cette survivance d'une habitude héréditaire conduit à la transmissibilité des instincts acquis. Malgré Cuvier et Flourens, on sait qu'il en est ainsi. Je tiens de médecins de la marine qu'à Gorée et d'autres pays les hirondelles restent toute l'année. Les chasseurs savent que le nombre des cailles hivernant dans nos pays croît chaque année. Les canards nés d'œufs de canes sauvages prennent leur volée dès qu'ils le peuvent ; il en est de même pour les jeunes cygnes de nos promenades, nés de parents plus ou moins domestiqués. Les levriers d'Amérique attaquent le cerf par le ventre à la façon de leurs ancêtres dressés par les Indiens, au lieu de leur sauter à la gorge (3). Le chien n'aboie que depuis qu'il vit à côté de l'homme.

Les facultés perceptives, les modes d'activité sensorielle de

(1) Darwin, *Variation des espèces*, t. I, p. 192.
(2) Schneider, *der thierische Wille*, 1880, t. I, p. 411.
(3) Roulin, *Annales des sciences naturelles*, t. XVI, p. 27.

l'être, sont soumis à l'hérédité, elles aussi, en ce qu'elles ont
d'essentiel et de fondamental; quant à la transmission des
caractères secondaires propres aux individus, il y a en thèse
générale probabilité, mais non certitude. Le toucher se transmet en héritage: « Tantôt il faut écorcher l'homme pour le
faire sentir (Montesquieu) », tantôt le simple contact, l'approche même de certains objets, provoque des sensations horri-
bles; c'est l'opposition connue des gens du Nord à ceux du
Midi. Les familles de gauchers sont nombreuses. La vue, le
plus intellectuel de tous les sens, jouit du même avantage:
le strabisme incomplet des Montmorency est classique depuis
Portal, la myopie et la presbytie ont aussi leurs familles
privilégiées; l'amaurose, la cécité par atrophie optique (1), se
transmettent; l'atrophie oculaire de certains poissons vivant
dans les grottes (2), la disparition du troisième œil (3) de nos
ancêtres, dont la glande pinéale est l'unique vestige, sont
des preuves de l'hérédité de certaines anomalies sensorielles;
l'exophthalmie, la cataracte, l'héméralopie, le daltonisme (4),
sont autant de déviations de l'activité sensorielle de l'œil quotidiennement constatées comme transmissibles. L'ouïe, qui
rend possible le langage articulé et la pensée réfléchie, a des
perversions multiples de sa sensibilité, qui, sous la forme de
surdi-mutité, de dureté d'oreille, sont rarement transmissibles
et se métamorphosent au contraire facilement; mais l'incontestable hérédité de l'aptitude pour la musique (exécutants et
compositeurs) implique celle de certaines qualités de l'ouïe :

(1) Habershon, *Atrophie optique héréditaire.* (Soc. d'ophthalmologie,
Londres, in *Sem. méd.*, 1887, p. 451.)

(2) Guillemot, *de l'Hérédité de quelques lésions acquises,* 1873,
p. 9.

(3) Peytoureau, *du Troisième Œil.* (Thèse Bordeaux, 1887.)

(4) Delbœuf et Spring. (*Revue scientifique,* 1878.)

les trois Mozart, les deux Beethoven, les cent vingt Bach, en sont une preuve suffisante. L'odorat et le goût ont leur singularité transmissibles : les nègres ont un odorat d'une pénétration inconcevable pour certaines odeurs ; les chevaux, dans les ménageries, refusent de se coucher sur la paille sortie de la cage des lions (1); l'odeur du fromage cause des syncopes à certaines familles (2) ; certains végétariens n'adoptent le régime végétal que par aversion héréditaire pour le régime animal; Lucas (3) rapporte que la répugnance contre les liquides était telle chez une grand'mère, une mère et une fille, qu'elle résistait à la fièvre même.

Pour l'hérédité de la mémoire et des habitudes, les faits sont peu nombreux, mais, même passés au crible de la plus sévère critique, ils existent entiers; du reste, l'hérédité étant une mémoire spécifique, on conçoit aisément que la disposition à conserver et reproduire certains mouvements puisse se transmettre dans certains cas. Il existe des multitudes de familles de gauchers, nous l'avons dit; chez les Esquimaux, le talent et la dextérité à la pêche du phoque passe de père en fils ; les jeunes Anglais apprenant à écrire en France conservent la manière anglaise (4). Quant à la mémoire elle-même, sa faiblesse excessive chez les idiots est éminemment héréditaire; mais on sait aussi que les deux Sénèque étaient renommés, comme la famille des Porson, en Angleterre, pour leur mémoire prodigieuse. « J'ai les yeux gris et la mémoire locale de mon grand-père, disait lady Esther Stanhope : quand il avait vu une pierre sur une route, il s'en souvenait; moi

(1) Laycock, *A Chapter on some organic laws of personal and ancestral memory*, p. 21.
(2) Lucas, *loco citato*, t. I, p. 889.
(3) Lucas, *ibid.*
(4) Darwin, *Variation des espèces*, t. II, p. 6.

aussi (1). » Les mémoires partielles sont plus souvent héréditaires : les familles de peintres et de musiciens sont nombreuses.

Les facultés de l'intelligence, telles que comparer, juger,
abstraire, généraliser, induire et déduire, la vie psychologique sous sa forme la plus haute, sont aussi héréditaires, parce
que la pensée n'est qu'une propriété de la matière vivante.
L'imagination créatrice se retrouve chez les familles de poè-
tes, de musiciens, de peintres, Fétis (2) compte 57 musiciens dans la famille de Bach ; il y eut 10 Benda violonistes
au XVIIIᵉ siècle, 4 Dussek compositeurs. Dans les musées, on
trouve plusieurs Téniers, plusieurs Carrache, les Bonheur, les
Ruysdaël, les Van der Velde, les Node. Parmi les classiques, on
trouve les Corneille, les Racine, les Chénier, les Byron, les de
Musset, et, parmi les lettrés, les Étienne, les Scaliger, les Sénèque, les Grotius. Dans l'ordre des sciences, ce sont les Am-
père, les Bernouilli, les de Jussieu, les Cassini, les Geoffroy-
Saint-Hilaire, les de Candolle, les de Saussure, les Say, et
d'autres que nous pourrions aisément trouver dans notre milieu scientifique de province et que nous préférons laisser à
leur modestie traditionnelle comme leur savoir (3).

« Les principaux actes de l'expression, chez l'homme et
les animaux, ne sont pas un produit de l'éducation de l'individu (4) » ; nos sentiments et nos passions sont donc héréditai-
taires. En effet, les aveugles-nés, les enfants âgés de deux à
trois ans, rougissent de confusion ; tous les hommes haussent
les épaules en signe d'impuissance, inclinent ou hochent la
tête pour affirmer ou nier. Comme bizarreries, Girou de Bu-

(1) Ribot, loco citato, p. 63.
(2) Fétis, Biographie universelle des musiciens.
(3) Galton, Hereditary Genius, p. 241 et suiv.
(4) Darwin, de l'Expression des émotions, p. 381.

zareingues (1) cite une lignée de chiens qui craignaient, au point de n'en plus chasser, l'explosion de la poudre. La sensibilité organique donne lieu à de bien curieuses hérédités : tantôt le café fait dormir toute une famille, tantôt l'opium permet à une autre de s'écrier comme Brown : « *Opium, me Hercle! non sedat.* » Montaigne avait horreur de la seule vue des drogues, comme son père et son oncle (2). La dypsomanie paraît héréditaire : les exemples de Trelat, Morel, ceux que nous rapporterons, sont convaincants. Les Bourbons sont d'une voracité légendaire : Louis XIV mangeait jusqu'à trois poulets pour son repas, il en était de même de Monsieur, à en croire Saint-Simon. L'anthropophagie est aussi héréditaire que certains goûts pour les épices, pour la terre, au dire de Humboldt. L'appétit sexuel se retrouve exagéré ou inverti chez Auguste et les deux Julie, Agrippine et Néron, les Borgia, et de nombreux exemples viennent confirmer ces faits tirés de l'histoire. La passion du jeu, de l'argent, du vol, l'assassinat, isolés ou combinés, ont donné lieu à de nombreuses remarques. M. Despine (3) cite, dans la famille Chrétien, 13 frères ou sœurs, oncles ou cousins, voleurs ou assassins, tous condamnés à la prison, quelques-uns décapités. Le vagabondage est une caractéristique des bohémiens, des gitanos ; certaines familles se déplacent constamment du Nord au Midi, l'instabilité est chez elles l'état normal.

Mais l'ensemble des diverses facultés de l'âme que nous venons d'étudier une à une peut aussi se transmettre. Le jeu simultané des diverses facultés s'observe dans les actes, et le travail de chacune ne vaut qu'autant qu'elle concourt au résultat commun. L'histoire des grands hommes est assez riche

(1) Girou de Buzareingues, *de la Génération*, p. 120-125.
(2) Montaigne, *Essais*, t. II, p. 39.
(3) Despine, *Psychologie naturelle*, t. II, p. 410.

en faits pour nous démontrer la transmissibilité tantôt inté-
grale, tantôt fragmentée, des facultés qui font une personnalité, une célébrité : les Ptolémée, les Annibal, les César,
les Médicis, la généalogie de Charles-Quint, les Nassau, les
Coligny, les Condé, les Lamoignon, les Mirabeau, en offrent
des exemples en tous genres. Certaines qualités subsistaient,
d'autres s'amoindrissaient ou se pervertissaient dans la descendance ; la dominante géniale persistait.

Le caractère national enfin, cette expression des passions,
des instincts, de l'intelligence d'un peuple, se transmet et ne
change qu'à longue échéance : déjà César disait que les Gau-
lois ont le goût des révolutions ; l'esprit léger, la vanité incurable, que nous octroyait Strabon, sont encore la caractéristique des Français de nos jours. Les Arcadiens sont encore
pasteurs, les Grecs ont toujours plus de finesse que de force ;
le Hongrois, descendant du Hun, aime le cheval et les vastes
steppes ; les Juifs, blancs ou noirs, ont toujours la prédominance du sentiment et de l'imagination, restent intelligents et
avares ; les Bohémiens ont de tout temps volé, dansé, dit la
bonne aventure ; révoltés, vagabonds, paresseux, ils sont in-
civilisables.

§ C. **L'Hérédité dans les maladies.**—Nous croyons avoir
suffisamment démontré la puissance de l'hérédité dans la sphère
physiologique ; nous avons vu se transmettre des parents aux
descendants toutes les variétés possibles, somatiques ou intellectuelles. Les grandes lignes comme tous les petits détails
d'un état physique ou psychique se plient à cette grande loi.
Mais là seulement ne s'étend pas son domaine : les faits pathologiques sont aussi dominés par elle ; leur transmission est
du ressort de l'hérédité, et là aussi nous trouvons des faits
multiples à glaner dans les auteurs, à extraire de la mémoire
des peuples.

« Héréditaires se dit en médecine des maladies ou circon-

stances d'organisation qui passent des parents aux enfants (1) »;
ce sont, en effet, les maladies diathésiques, les maladies du système nerveux, les maladies des organes des sens, les maladies
organiques, certains états généraux et les difformités, que nous
désirons montrer maintenant comme se transmettant par l'hérédité. Une fois ce point démontré, il nous restera à bien faire
voir que l'alcoolisme est cause, pour les descendants, de maladies ou de difformités auxquelles les lois de l'hérédité s'ap-
pliquent comme aux autres maladies, et nous croirons ainsi
avoir les prémisses de la proposition qui domine notre travail,
mais dont la démonstration ne nous incombe pas, à savoir :
*la plupart des maladies sont d'origine toxique; leur carac-
tère essentiel est d'aboutir à la dégénérescence de la descendance, et, par la dégénérescence, à la stérilité.*

Il faut arriver à Pujol, Portal, Piorry, à MM. Lereboullet
et Luys (2), pour trouver admissible, unifiée, la doctrine de
l'hérédité dans les maladies qu'avaient soutenue Hippocrate,
Ranchin, Fernel, Baillou, Boerhaave, van Swieten, mais qu'a-
vaient battue en brèche les Arabes et Louis. Actuellement et
avec juste raison, même avec les théories microbiennes, l'hérédité des maladies aiguës est écartée, et l'on ne fait rentrer
dans le cadre des maladies héréditaires que celles que j'ai signalées plus haut.

Par diathèses nous entendons, comme M. le professeur
Castan (3), ces affections morbides constitutionnelles, par conséquent chroniques et persistantes, dont les manifestations, généralement multiples et diverses, ne sont capables de résoudre l'affection primitive ni en fait ni en tendance. Ces états
morbides constitutionnels sont-ils transmissibles? La scrofule,

(1) Piorry, *de l'Hérédité dans les maladies.* (Thèse concours, 1840.)
(2) Luys, *des Maladies héréditaires.* (Thèse agrégation, 1863).
(3) Castan, *Leçons sur les diathèses,* 1882-1883.

avec sa complexion et son facies scrofuleux, son avortement
de la puberté (1), sa mortalité excessive ; la tuberculose, avec
ses caractères le plus souvent si communs à la scrofule que
Sydenham l'appelait la scrofule des poumons ; le cancer, dont
l'hérédité a été constatée par Velpeau dans plus du tiers des
cas qu'il a observés ; la syphilis, dont les manifestations héréditaires sont des plus connues et ont suscité tant de remarquables travaux ; la goutte, dont Scudamore et van Helmont
avaient reconnu la transmission ; l'herpétisme, le rhumatisme,
seraient tous transmissibles sous la même forme ou sous celle
de prédisposition. Or quelle est celle de ces diathèses dans
laquelle les recherches de la microbiologie moderne n'ont pas
signalé un microorganisme cause de l'infection générale ?
S'il en est, nous avons assez de confiance dans la science pour
espérer que la découverte ne s'en fera pas attendre.

La transmissibilité des maladies diathésiques nous paraît
donc se réduire à la création d'un état d'infériorité organique
originel ou survenant par anticipation, sur lequel les germes
de l'infection des parents, vivant à même les tissus ou por-
tés de l'extérieur, exercent des ravages d'autant plus considérables qu'ils s'adressent à un ennemi moins résistant. Ce
qui se transmet, c'est donc la faiblesse de résistance du corps
entier ou de tel tissu à tel microorganisme. Le sujet est trop
nouveau, se rattache du reste trop peu intimement au sujet
de ce travail, pour que nous donnions toutes les raisons qui
nous permettent d'exprimer en ces termes notre opinion. Il
nous a suffi d'indiquer la conception que nous nous faisons,
dans l'état actuel de la science, sur la transmissibilité des
diathèses, pour désigner d'ores et déjà toute la similitude de
caractères que présenteront les descendants d'individus en

(1) Lugot, *sur les Scrofules.*

puissance de diathèse et les descendants d'individus intoxiqués par l'alcool.

Les maladies du système nerveux sont aussi fort nettement héréditaires, transformées ou similaires. Moreau (de Tours) (1) voyait dans l'hérédité la source de neuf dixièmes des maladies nerveuses. C'est la cause des causes, disait Trélat. — Il n'y a qu'une seule cause de l'aliénation mentale, c'est l'hérédité, a dit M. le professeur Ball (2). L'hérédité psychologique sous toutes ses formes, l'épilepsie, certaines chorées, le goître exophthalmique, la neurasthénie, la paralysie générale, l'ataxie locomotrice (maladie de Friedreich), la maladie de Thomsen, les scléroses combinées, les myélites non systématiques, aiguës ou chroniques, la sclérose en plaques, les névroses vasomotrices et trophiques, ressortissent souvent à l'hérédité, comme l'a démontré récemment Déjerine (3), et sont similaires ou hétérochrones. La surexcitation nerveuse (4), les névralgies, l'asthme, l'apoplexie cérébrale(5), reconnaissent souvent la même origine.

Les maladies des organes des sens procèdent bien souvent de la même cause : nous avons par devers nous des cas de cataracte héréditaire survenant aux mêmes époques de la vie. La surdi-mutité serait indépendante de cette influence; cependant on trouve dans la science des cas de transmission héréditaire de cette affection. La peau a aussi des affections transmissibles par l'hérédité : l'histoire si connue des frères Lam-

(1) Moreau, *la Psychologie morbide*, p. 116.
(2) Ball, *de l'Hérédité*, in *France médicale*, 1880.
(3) Déjerine, *loco citato*.
(4) Gaussail, *de l'Influence de l'hérédité sur la surexcitation nerveuse, sur les maladies qui en résultent*. 1845.
(5) Dieulafoy, *du Rôle de l'hérédité dans la production de l'hémorrhagie cérébrale*. (*Abeille méd.*, 1876.)

bert, porteurs d'écailles ichthyotiques bruissant au moindre de leur mouvement, en est une preuve ; la lèpre enfin est considérée par Bazin comme essentiellement héréditaire.

Parmi les maladies des organes thoraciques ou abdominaux, il n'y a qu'à choisir : l'emphysème, les maladies du cœur, l'athérome généralisé, cette rouille de la vie (Peter), les calculs vésicaux, sont transmissibles. Hoffmann (1) cite à ce propos une princesse allemande calculeuse, dont l'enfant, âgé de vingt jours, avait aussi son calcul vésical, et Montaigne était tourmenté de la pierre comme son père. Le rachitisme, le diabète, l'hémophilie, la pléthore, l'obésité, l'anémie, la chlorose, offrent pour la plupart des auteurs les mêmes particularités de transmissibilité.

Mais il existe une catégorie de déviations morbides du type physiologique qui ne sont pas des maladies, — je veux parler des anomalies de développement, des difformités, — et qui cependant se transmettent avec les mêmes caractères durables. Les bulletins de la Société d'anthropologie en citent de nombreux exemples et des explications savantes. Il faut distinguer les anomalies naturelles et les anomalies artificielles, les premières plus durables (2); elles portent sur l'état physique ou sur l'intelligence.

Les anomalies naturelles le sont par excès ou par arrêt ; toutes les hémitéries, — l'albinisme sur lequel on a si longtemps discuté, le bec-de-lièvre, la déviation de la colonne vertébrale, l'ectrodactylie, la mélanisme, la polymastie, le polydigitisme, la présence d'une queue, le tablier des Hottentotes si controuvé, les hypospadias, — sont des anomalies héréditaires ; c'est de

---

(1) Piorry, *loco citato,* p. 106.

(2) Perrier, *sur l'Hérédité des anomalies. (Bull. de la Soc. d'anthropologie,* 1861, p. 19.)

notion vulgaire. Bien plus, Dally (1) vient de citer le cas d'une aphasie congénitale chez un enfant de quatre ans et demi, et M. Ladreit de la Charrière confirme le fait par son expérience personnelle dans les asiles de sourds-muets. Les monstruosités proprement dites, unitaires ou composées, sont aussi transmissibles. Is. Geoffroy Saint-Hilaire (2) signale une chienne affectée d'ectromélie bithoracique dont presque tous les petits, sinon tous, furent ectromèles ; de même un bouc ectromèle. Les exemples manquent pour les monstruosités composées, à cause des difficultés de survie, mais il est permis de supposer, d'après les lois de leur formation, que cette transmission est possible.

Dans l'ordre intellectuel ou moral, nous retrouvons la même transmissibilité, mais nous avons assez insisté, dans le côté psychologique de cette étude, sur quelques-unes de ces anomalies, pour nous dispenser d'y revenir.

Si nous étudions les déformations artificielles, nous les verrons aussi se transmettre, mais disparaître aussi rapidement. Les Aymaras se serraient la tête et produisaient une dépression artificielle en arrière, et, comme les macrocéphales d'Hippocrate, se léguaient cette anomalie de conformation crânienne, de même que de nos jours les têtes plates et toutes les tribus de la famille Nootka-Colombienne (3). Les chiens des Esquimaux, à qui l'on coupe la queue, procréent des chiens anoures ou possédant des rudiments de queue ; certains enfants juifs viennent au monde avec un prépuce rudimentaire. Collineau et

---

(1) Dally, *Aphasie congénitale chez un enfant de quatre ans et demi.* (*Bull. de la Soc. d'anthropologie*, 1887.)

(2) Geoffroy St-Hilaire, *Histoire générale et particulière des anomalies*, t. II, part. II, p. 234.

(3) Perrier, *loco citato*, p. 40.

Swediaur (1) ont cité le fait surprenant d'un enfant qui à sa naissance présentait une perforation du palais, et dont la mère avait la voûte palatine détruite par un ulcère syphilitique. Une chienne éreintée pendant l'accouplement mis bas plusieurs petits paralysés ou éreintés (2).

§ D. **Causes et modes de l'hérédité.** — L'hérédité, on le voit, tient sous ses lois l'universalité des faits du monde vivant, procréateur. Tout ce qui se reproduit, quel que soit son mode, obéit à cette loi de l'hérédité : se reproduire dans ses descendants avec les caractères anatomiques des éléments constitutifs. Mais, ce fait acquis, quelle est la cause, quels modes emprunte l'hérédité ? quelles influences subit-elle ? Ce sont là tout autant de questions d'un ordre très-élevé, que nous tâcherons de résoudre brièvement, sans entrer dans de grandes démonstrations.

La cause : « Il ne faut pas demander à la biologie, dans son état actuel, une explication de l'hérédité (3), disait H. Spencer. » Mais il formulait à la fin de son livre sa théorie de la polarigenèse, fondée sur l'hypothèse des unités physiologique. Darwin, ouvrant la voie, avait déjà exprimé celle de la polygenèse ; Heckel (4), à sa suite, donnait son explication moniste et mécanique de la périgenèse : « L'hérédité, c'est la mémoire des plastidules. » Nous sommes trop loin des faits pour nous appesantir sur ces conceptions théoriques. La cause de l'hérédité nous reste inconnue ; il nous suffit de l'avoir ramenée à la catégorie de ces problèmes qui n'admettent qu'une solution hypothétique.

Les modes qu'emprunte l'hérédité pour s'exercer, nous les

(1) Lucas, *loco citato*, p. 501.
(2) Swediaur, *Traité des maladies syphilitiques*, t. II, p. 91.
(3) Herbert Spencer, *Principes de biologie*, § 84.
(4) Heckel, *Psychologie cellulaire*, pp. 142, 167.

avons déjà donnés d'après Darwin. Il est bien évident que la prévision du mode qu'empruntera l'hérédité dans la réalisation de l'être à venir est impossible ; c'est par déduction qu'on a établi ces modes. La part que prennent les deux sexes à la création explique les difficultés d'induction.

La loi de l'hérédité directe ou immédiate, « l'équilibre absolu des ressemblances intégrales du père et de la mère, dans la nature physique et morale de l'enfant (Lucas), » ne peut pas s'observer et il n'en existe pas d'exemples ; toutefois des prépondérances faibles font rentrer dans cette loi de nombreux cas ; il faut en outre distinguer, avec Girou de Buzareingues, la vie extérieure de la vie intérieure. Un ingénieur, Lislet Geoffroy, tenait de son père son développement intellectuel, de sa mère négresse, très-bornée, les traits, la couleur, la chevelure et l'odeur propres à sa race (1) ; le partage entre les formes extérieures et les qualités mentales est ici typique. Moreau (de Tours) (2), de son côté, avait conclu en ces termes : Une famille étant donnée dont les ascendants comptent un ou plusieurs membres atteints de folie, le mal héréditaire, selon toute probabilité, frappera de préférence ceux de ses enfants qui n'ont que peu ou point de rapports de physionomie avec les parents chez lesquels le mal a pris sa source, et il épargnera au contraire ceux qui ont avec ces derniers une ressemblance plus ou moins marquée.

La loi de prépondérance dans la transmission des caractères est plus généralement observée. En fait, l'enfant hérite de ses deux parents, et l'un des deux n'a jamais une action exclusive ; il y a toujours prépondérance d'un sexe à celui du même nom, ou à celui du nom contraire. « Chien de chienne

(1) T. Ribot, *loco citato*, p. 181.
(2) Moreau, *de la Prédisposition héréditaire aux affections cérébrales*, 1860. (Soc. méd.-psych.)

et chienne de chien », disent les chasseurs ; les Arabes préfèrent pour perpétuer les caractères de chevaux une femelle de noble extraction. La gibbosité, le sexdigitisme, passent généralement du père au fils, et *vice versâ*. Cornélie eut les Gracques, Henri VIII d'Angleterre eut Élisabeth et Marie. Mais aussi les Candolle, les Bernouilli, les deux Julie, sont de même sexe. Baillarger (1) convient seulement que les filles héritent au moins deux fois plus souvent de la folie de leur mère. Il ne paraît pas au fond qu'il y ait un ordre préétabli pour cette loi de la prépondérance ; les recherches de Girou de Buzareingues (2), de Broca et de Bertillon (3), démontrent seulement la prédominance des mâles lorsque le mâle est plus adulte ou lorsque, chez l'homme, la fécondation remonte plus près du mariage ; la prédominance du sexe féminin, lorsqu'il y a illégitimité ou faiblesse et fatigue du mâle.

La loi de l'hérédité en retour, ou atavisme, s'applique parfois ; une fois élaguées les variations du développement rappelant plus ou moins grossièrement certaines formes ancestrales et les relations mystérieuses entre l'individu actuel et les ancêtres de milliers d'années, l'atavisme n'est plus autre chose que l'hérédité observée dans la race. (Baudement). Plutarque raconte qu'une femme grecque, accusée d'avoir mis au monde un enfant noir, prouva qu'elle descendait en quatrième ligne d'un Éthiopien. De deux noirs (4) naquit un blanc, parce que le grand-père paternel du produit était blanc. Parmi les collatéraux, l'atavisme s'observe plus souvent : Alexandre le

---

(1) Baillarger, *Recherches statistiques sur l'hérédité de la folie*, 1848. (*Ann. méd.-psychologique.*)

(2) Girou de Buzareingues, *Expériences sur la reproduction des animaux domestiques*. (Ac. sciences, 1827.)

(3) Bertillon, *de l'Influence de la primogéniture sur la sexualité*. (Bull. de la Soc. d'anthropologie, 1876, p. 32.)

(4) De Quatrefages, *Unité de l'espèce humaine*.

Grand et son neveu Pyrrhus, César et son petit-neveu Octave, Maurice de Nassau et son neveu Turenne. Les bluets de Broca (1) devenus roses ou blancs, son maïs devenu brun dans la proportion de 80 p. % au bout de trois générations, sont de curieux exemples d'atavisme ; M. de Sémallé (2) signale aussi le fait d'une petite nièce de saint Vincent de Paul représentant $1/_{24}$ de sang, qui lui ressemblait trait pour trait.

La loi d'hérédité aux périodes constantes de la vie n'est pas moins commune. Nous voyons souvent l'aliénation mentale se déclarer aux mêmes âges, le suicide se faire également au même moment et par le même moyen ; dans une famille, 37 enfants et petits-enfants sont devenus aveugles entre dix-sept et dix-huit ans (3) ; deux frères, le père et la grand'mère devinrent sourds à quarante ans.

Outre ces quatre modes, il en est un autre qu'on a qualifié d'hérédité par influence, et qui comprend ces faits de descendants d'une même mère ressemblant, non pas à leur père, mais au mâle qui a fécondé antérieurement. Une jument anglaise (4), saillie par un couagga, donne à chaque remonte un poulain brun tacheté comme le couagga ; le soin que mettent les éleveurs à choisir le premier mâle approchant de leur femelle vient de ce fait d'observation, que désigne le mot hérédité par influence. Mme de Montespan eut de Louis XIV le duc du Maine, qui avait l'esprit gascon et la bouffonnerie du mari au carrosse jaune (5).

(1) Broca, *Expériences sur les phénomènes de l'hérédité et de l'atavisme.* (*Bull.* de la Soc. d'anthropologie, 1869, p. 79.)

(2) De Sémallé, *Observation d'atavisme.* (*Bull.* de la Soc. d'anthropologie, 1872, p. 625).

(3) Ribot, *loco citato.*

(4) Ribot, *loco citato.*

(5) Michelet, *Histoire de France*, t. XIII.

§ E. **Influences agissant sur l'hérédité.** — A quelles influences cette loi peut-elle être soumise ? Quelles conditions peuvent favoriser son fonctionnement, entraver ses manifestations ? C'est la dernière question à résoudre. La loi biologique de l'hérédité n'est pas absolue ; il y a donc des circonstances qui modifient son application dans le cercle de l'individu, dans celui de l'espèce, dans l'animalité.

Les exceptions graves aux lois de l'hérédité sont explicables ; elles ne sont aussi que partielles : en effet, la transmission héréditaire ne se fait que rarement sans métamorphose. Lélut a pu soutenir l'identité de la folie et du génie, et, si « vous ôtez à Jules César un peu de son instinct prépondérant, l'ambition ; à Newton, sa puissance d'attention, la vie du premier se passera dans une obscure débauche, le second n'atteindra pas à ses puissantes abstractions (1). En effet aussi, les causes antagonistes ont des effets immédiats sur la déviation de la transmission héréditaire, produisant la variabilité. L'influence de l'état d'ivresse sur la descendance est bien connue ; l'un des enfants adultérins de Louis XIV était surnommé l'enfant du jubilé, parce que Mme de Montespan l'avait conçu dans une crise de larmes et de remords.

La disproportion entre la cause et les effets, tel est le principe qui domine et explique un grand nombre d'exceptions à la loi d'hérédité ; les travaux de Dareste (2), de Chabry (3), sur la production des monstres, confirment cette idée. « L'hérédité, c'est la loi », telle est donc la formule générale ; « mais aussi l'hérédité est toujours dans l'exception », ajouterons-

(1) Lorain, *Aperçu général de l'hérédité et de ses lois.* (Thèse Paris, 1875, p. 19.)

(2) Dareste, *Recherches sur la production artificielle des monstruosités,* 1877.

(3) Chabry. (Soc. biologie, novembre 1886. Le *Traumatisme des cellules.*)

nous avec M. Ribot, à cause des influences nombreuses qui agissent sur elle.

Chez l'individu, les exceptions apparentes tiennent à l'hérédité elle-même ; dans le produit de la fécondation deux hérédités sont déjà en lutte, celle de chaque sexe, et la moindre réflexion montre que l'action unique de ces deux facteurs peut donner lieu aux résultats les plus dissemblables. En outre, chaque parent apporte des qualités ancestrales restées à l'état latent et faussant les résultats dans des conditions presque mathématiques. Une autre exception tient aux transformations de l'hérédité : Morel et Griesinger, dans leurs écrits, l'ont parfaitement démontré ; notre travail porte aussi à cette démonstration un certain contingent de preuves. Frédéric-Guillaume de Prusse (1), « père de Frédéric le Grand, était ivrogne, excentrique, brutal, fit plusieurs tentatives de suicide. » Mais les causes de ces transformations de l'hérédité sont encore pour nous un mystère.

En dehors de l'hérédité considérée en elle-même, il est des causes puissantes de variabilité ; ce sont celles qui agissent depuis le moment de la conception jusqu'à la naissance : tel enfant, dissemblable au moral d'avec ses frères, aura été engendré dans des conditions d'esprit des parents spéciales, représentera la permanence d'un état passager chez ses géniteurs, mais existant au moment de la procréation, état physique ou psychique. « La beauté des enfants illégitimes est le fruit de l'amour », dit-on.

L'ovule, déjà soumis à de nombreux incidents avant que le spermatozoïde l'ait rencontré, a bien des chances d'être perturbé de diverses manières avant que le fœtus naisse : beaucoup d'anomalies physiques ou psychiques dérivent de ce fait.

(1) Th. Ribot, *loco citato*, p. 249.

Mais il est des causes incontestées qui entravent l'hérédité : c'est le milieu, « l'adaptation » (1) de Heckel, sur la valeur de l'influence duquel il est inutile d'insister, au physique comme au moral. C'est sur l'hérédité, considérée dans l'espèce et dans la totalité des êtres, qu'agissent en effet ces influences extérieures avec toute leur intensité ; ces influences de toute nature sont la source du progrès ou des dégénérescences. La loi de l'évolution exprime ce progrès ou cette dégradation dans la nature entière, l'habitude les fixant dans l'individu, l'hérédité dans la race.

Toute la différenciation des êtres est dans ces faits de l'influence agissant sur l'hérédité ; les circonstances extérieures au sommet, les causes venant de l'individu lui-même et reproduites dans ses descendants ensuite, certaines monstruosités enfin : telles sont les causes de la diversité des êtres, telles sont les influences qui ont permis à la simple cellule d'arriver par progression successive au sommet de l'échelle des êtres organisés. C'est la doctrine du transformisme ; c'est la nôtre. Les objections soulevées ont été en partie résolues par les auteurs de cette théorie essentiellement scientifique ; des théologiens soulèveront d'autres objections, mais les faits trouveront toujours des hommes disposés à les interpréter dans le sens de la raison pure.

§ F. **L'Hérédité dégénérative.** — Mais, et ceci touche de très-près à notre sujet, l'évolution n'est pas nécessairement progressive, elle peut être retardataire. Les causes de l'hérédité ne modifient pas toujours le produit dans le même sens ; qu'elles soient liées à l'hérédité elle-même, à l'influence des procréateurs ou à ces causes extérieures si puissantes, il en est de dépressives, comme d'exaltatrices. Ces manifestations dépressives sont fort remarquables : tout ce qui vit décline et

(1) Heckel, *Histoire de la création naturelle*, IX.

s'éteint, individu, famille, peuple, genre, espèce, règne même.
Les Carlovingiens naissent avec Pépin d'Héristall, Charles
Martel, atteignent leur apogée avec Pépin le Bref et Charle-
magne, déclinent avec Louis le Débonnaire et ses descendants. Les Romains se sont fondus dans les Italiens de nos
jours; les Wisigoths, dans les Espagnols; la Tasmanie n'a
plus d'autochthones; le Sénégal a vu successivement décliner
les Yoloffs, les Peulhs, les Touaregs. Les causes de ces dis-
paritions, de ces dégénérescences, appelons-les par leur nom,
sont multiples.

Les harems font dégénérer la Turquie; la civilisation, avec
ses institutions restrictives, efface nombre de peuples de la
mappemonde; les invasions des Barbares produisirent le
moyen âge, et le Bas Empire aboutit aux Paléologues. De
nos jours, en plus de ces grandes influences, toujours persistantes, et comme pour donner raison à Malthus et à cette
école d'économistes, l'homme s'est chargé de trouver de nouvelles causes de dégénérescence; il s'applique en quelque
sorte, inconsciemment, à les expérimenter. L'alcool, pour ne
citer que cette cause toxique de dégénérescence, coule à flots
dans les débits, rectifié ou frelaté, semant partout la maladie
et traînant à sa suite la dégénérescence. Ce poison, source
de béatitudes aussi stupides que le haschisch et l'opium, a élu
droit de domicile dans nos cités populeuses et, malgré les
lois, s'affiche en toute occasion, comme si nous n'avions pas
en nous assez de causes de destruction, s'il n'existait pas assez d'entraves au progrès.

Il ne nous a pas paru mauvais d'étudier pour nous-même
et d'offrir en sujet de méditation à l'homme ce qu'il advient
de semblables goûts, ce qu'il en coûte pour sa descendance de
s'adonner aux boissons alcooliques. Rayer de la liste de ces
causes dégénératives de l'espèce humaine un élément important de leur réalisation est notre but; puissent les philanthro-

pes nous savoir gré d'avoir apporté une preuve de plus à leurs tendances philosophiques !

CHAPITRE II

De l'Alcoolisme

Sous le nom d'alcoolisme, on comprend depuis Magnus Huss la série des affections engendrées chez l'homme par l'abus des boissons alcooliques. Cette cause morbide produit des maladies multiples et très-variées dans leur phénoménalité, et il n'est pas un organe qui échappe à son influence nocive. L'étude complète des effets pathologiques de l'alcool est bien faite pour tenter le nosographe ; mais tel n'est pas notre but. Nous désirons simplement donner une vue d'ensemble de l'alcool agissant morbifiquement sur les divers organes et systèmes, pour préciser surtout quels sont les organes atteints sur lesquels peut s'exercer la loi d'hérédité morbide.

L'utilité de cette étude pour la démonstration de notre thèse est considérable. En effet, dès 1860, Moreau (de Tours) (1) avait démontré que la loi de transmission héréditaire par séries d'organes est vraie dans certaines limites pour l'homme comme pour les animaux ; que la transmission des désordres cérébraux et la ressemblance s'effectuent indifféremment par l'un ou par l'autre des parents, le plus souvent isolément. En

---

(1) Moreau (de Tours), *de la Prédisposition héréditaire aux affections cérébrales.* (*Ann. méd.-psych.*, 1860.)

1864, Morel (1) corroborait, par de nouveaux faits d'hérédité morbide, sa théorie des dégénérescences dans l'espèce humaine et trouvait les lois de la filiation des caractères physiques et moraux de certains dégénérés avec les conditions pathologiques des parents : « Les enfants, conclut-il, nés sous l'influence de l'état d'alcoolisme des parents subissent les conséquences de l'état convulsif suivi de stupeur que détermine l'alcool chez ceux qui en font abus ; l'hystérie, l'épilepsie, l'imbécillité et les infirmités qui sont la conséquence des affections convulsives du jeune âge, l'abaissement profond de l'intelligence, les tendances instinctives les plus mauvaises, se voient chez les enfants des alcooliques comme ils existent momentanément chez leurs géniteurs. »

La portée de ces conclusions ne saurait échapper à personne : l'étude de l'alcoolisme, avec ses déterminations principales et la loi de transmission héréditaire par série d'organes, donnerait le pourquoi, la raison de certaines localisations morbides chez les dégénérés. Entre autres choses, notre travail apporte un certain nombre de preuves à cette conception de la dégénérescence limitée, restreinte.

Cette étude s'impose donc : elle sera précédée de quelques notions sur les effets physiologiques de l'alcool, d'après les recherches les plus récentes et d'après celles que nous avons exécutées avec M. le professeur Mairet, au cours de nos expériences physiologiques tendant à établir les effets de l'alcool sur la descendance (2).

(1) Morel, *de la Formation du type dans les variétés dégénérées*. (Soc. méd.-psych., 1864.)

(2) Il est indispensable de dire que nous avons pris la question dans son sens le plus large : nous parlons de l'alcool et non des alcools, de l'alcoolisme et non des intoxications par les alcools autres que l'alcool éthylique. Au sujet du mélange aux boissons d'alcools supérieurs,

§ A. **Effets physiologiques de l'alcool.** — L'alcool, liquide incolore, à odeur spiritueuse, de densité 0.80, bouillant à 78°, mobile, facilement inflammable, dissolvant d'un grand nombre de corps, se prépare dans les arts par la distillation des liqueurs fermentées telles que le vin, le jus de betterave, le moût obtenu par la saccharification de la fécule et du pain. Connu en Europe vers le XIIIᵉ siècle, il passe rapidement des officines des alchimistes dans les boutiques des débitants, et l'eau de-vie fournit dès lors aux buveurs l'excitation qu'ils cherchaient auparavant dans le vin. Mais le vin, source de l'alcool par sa distillation, fit naître d'autres industries similaires : rhum, kirschwasser, gin ou wisky, rack, koumis, cawa, bière, hydromel, cidre, poirés, absinthe, bitter, etc., originaires de la pharmacie, se sont généralisés dans tous les pays avec une rapidité inconcevable.

a) IVRESSE. — Pour jouir de cette faveur universelle, l'alcool doit avoir des titres sérieux à l'admiration : il produit, en effet, l'ivresse (1).

« C'est d'abord une légère excitation des fonctions cérébrales, une sensation de douce chaleur envahit l'être tout entier, la face rougit, l'œil est plus brillant, le regard plus vif ; la circulation s'accélère, les forces physiques semblent s'accroître ; les facultés intellectuelles ont une activité plus grande,

---

de la fabrication des alcools artificiels, tout comme sur le vinage des vins, il y aurait beaucoup d'opinions à citer, de questions à débattre. Tout ce côté de l'alcoolisme mérite certainement d'être traité ; mais, comme il ne fait varier que peu l'expression générale de l'intoxication, nous nous contenterons de signaler en passant les mémorables discussions dont les tribunes de l'Académie de médecine et du Parlement ont récemment retenti et de renvoyer aux traités spéciaux pour les falsifications.

(1) Vetault, *Etude médico-légale sur l'alcoolisme.* (Thèse Paris, 1888, p. 36.)

les idées surgissent plus rapides et sont souvent exprimées avec une intarissable loquacité. La mimique est plus expressive ; le langage animé, quelquefois brillant, spirituel et caustique ; les inquiétudes et les préoccupations s'oublient ; les malheurs, les peines, les ennuis s'effacent, et le buveur, disposé à voir toutes choses par le meilleur côté, traduit sa satisfaction par une sentimentalité exubérante, irréfléchie, indiscrète.

« Cette stimulation des fonctions intellectuelles et physiques donne naissance à un sentiment de bien-être général, qui imprime son cachet à toutes les manifestations de l'individu : celui-ci devient vaniteux, emphatique, entreprenant, téméraire ; il ne voit plus ni les difficultés, ni les dangers ; toute timidité a disparu pour faire place à une hardiesse inaccoutumée. »

« Mais (1) bientôt surviennent les confidences. Le buveur, ayant moins de retenue, devient expansif ; il fait connaître les tendances de son esprit et révèle les particularités de son caractère ; il se montre gai, irritable, violent, triste ou tendre, suivant les conditions physiologiques dans lesquelles il se trouve au moment de l'ivresse ; et, certainement aussi, suivant la nature des spiritueux qu'il a absorbés. Souvent l'individu sombre et mélancolique devient plus taciturne, plus déprimé ; celui qui est irascible devient emporté et furieux ; tel autre, au contraire, est bienveillant, gai, joyeux ; mais souvent aussi le caractère ne subit pas une simple exagération : il peut être absolument modifié par l'ivresse et se montrer très-différent de ce qu'il est à l'état normal. Un individu triste, par exemple, peut avoir le vin gai, et réciproquement.

» Dans la sphère de la motilité et dans celle de la sensibi-

(1) Vétault, *Étude médico-légale sur l'alcoolisme.* (Thèse Paris, 1887, pp. 36-39.)

lité on retrouve la même excitation, qui se traduit par un impérieux besoin de mouvements : un va-et-vient continuel, des gestes animés et étendus, des chants bruyants, des vociférations, des éclats de rire, une joie extravagante avec saillies parfois heureuses, et quelquefois par des taquineries insipides, qui souvent dégénèrent en querelle.

» A ce degré, l'homme ivre a encore une conscience parfaite en ses actes, et il se possède assez pour faire les efforts nécessaires afin de maintenir et réprimer, en partie du moins, les affections et l'expression de ses sentiments.

» Mais, avec une dose un peu plus forte d'alcool, à la simple exaltation succède bientôt une véritable perturbation de l'état mental.

» Un trouble nouveau fait son apparition : c'est un état vertigineux qui va s'accroître ; l'intelligence s'obscurcit et semble se couvrir d'un nuage. Les idées manquent d'ensemble, malgré leur vivacité ; elles se succèdent rapidement, s'entremêlent, se heurtent, deviennent confuses et incohérentes ; l'imagination, d'abord moins vive, finit par s'éteindre. Les sens perdent leur délicatesse ordinaire ; les perceptions sont moins justes, s'affaiblissent et donnent lieu à des illusions nombreuses ; l'œil voit double et ne distingue plus les objets qu'à travers un brouillard ; du côté de l'ouïe, ce sont des tintements, des bourdonnements ; l'odorat et le goût peuvent également être pervertis, et la sensibilité générale, toujours atteinte, peut être anesthésiée, de telle façon que les mutilations les plus graves provoquent à peine de la douleur.

» A mesure que les idées se dissocient, le langage devient incohérent, la mémoire diminue, la volonté se paralyse, la raison disparaît ; les passions, d'abord mises en jeu et excitées à un haut degré, deviennent impérieuses, et le délire absolument complet, entretenu par les illusions, enlève toute conscience au sujet, qui est entraîné irrésistiblement par les impulsions les plus dangereuses. A cette période, l'homme ivre est un maniaque n'ayant plus aucune retenue, pouvant commettre les actes les plus désordonnés et les plus compromettants. Ses violences peuvent aller jusqu'au crime et au suicide.

» C'est alors que l'incoordination motrice devient progressivement croissante ; la parole est embarrassée, mal articulée ; le sujet, malgré tous ses efforts, ne peut se maintenir en équilibre ; il flageole et titube. il va de travers. Les mouvements des membres supérieurs sont saccadés, incertains et maladroits, ils n'ont plus aucune précision. La station, d'abord difficile, devient impossible, et les chutes sont fréquentes. Les fonctions générales, qui au début s'étaient ressenties de l'exaltation générale, ne tardent pas à faiblir, et il est habituel de constater une impuissance absolue. Tout témoigne d'un affaiblissement général ; le facies est coloré, les veines de la région cervicale sont gonflées, l'œil est hagard, sans expression ; les pupilles sont contractées, les paupières s'abaissent, et un état invincible de somnolence est bientôt suivi d'un sommeil profond, qui, suivant le degré d'intoxication, sera, ou bien la phase terminale de l'ivresse, ou, devenant comateux, apoplectique, sera suivi d'accidents cérébro-spinaux graves.

» A l'accélération de la respiration succède un ralentissement marqué ; il survient du stertor, et une transpiration abondante couvre tout le corps. Les fonctions de la vie animale sont abolies, les muscles sont dans la résolution, et la sensibilité générale est presque complétement éteinte. Le sujet est alors absolument inconscient et ne peut se rendre aucun compte de ce qui se passe autour de lui.

» Il a perdu le sentiment de sa liberté d'action et par conséquent le sentiment de sa responsabilité, il est déchu et tombé au rang de la brute.

» Le sommeil, considéré comme phénomène critique de l'ébriété, peut se prolonger plus ou moins. Quand l'ivresse a été légère, il a une durée de quelques heures ; au contraire, dans les cas graves, il peut persister bien davantage. Il laisse toujours après lui un état de malaise en rapport avec le degré de l'ivresse. Tantôt c'est de la simple courbature avec céphalalgie et légère accélération du pouls (*crapularis fabricula*) ; tantôt les phénomènes sont plus nombreux et plus accentués ; on peut observer de l'état saburral des voies digestives avec douleur épigastrique et inappétence, du pyrosis et des vomituritions.

» Parfois la mort survient. Elle peut être due à l'ingestion d'une quantité exagérée d'alcool ; elle arrive alors presque subitement. D'autres fois on l'observe dans la période apoplectique, lorsqu'un coma profond termine la scène de l'ivresse. »

Chez l'homme, cette gamme d'états divers débutant par l'excitation, aboutissant à une dépression plus ou moins intense, est parcourue plus ou moins rapidement ; la qualité et la quantité des boissons alcooliques ingérées, les conditions multiples d'âge, de sexe, de tempérament, d'habitude, ont une importance considérable quand il s'agit d'atteindre tel ou tel degré de l'ivresse ; l'état de vacuité ou de réplétion de l'estomac, de liberté ou de contention de l'esprit, l'usage simultané d'autres excitants physiques ou chimiques, influent sur sa date d'apparition, son intensité, sa durée. « Le vin est la plus aimable des boissons », dit-on ; l'ébriété des vins blancs mousseux est légère, fugace ; celle des boissons riches en alcool est prompte à venir, intense, turbulente, durable ; celle des eaux-de-vie de pomme de terre abrutissante (Lancereaux). Les liqueurs riches en alcool et substances aromatiques (absinthe) produisent d'emblée des troubles sensoriels ; la bière est lourde, accablante.

L'expérimentation a permis de reproduire le côté physique

de l'ivresse chez les animaux, et l'on a obtenu les résultats suivants : les voies d'entrée ont été l'estomac, le tissu cellulaire sous-cutané, le poumon, les veines ; à part des prédominances dues à la plus rapide et complète absorption, en rapport avec la nature du tissu en contact avec l'alcool, les effets ont approximativement été les mêmes dans leur expression phénoménale générale. La mort n'arrive guère, d'après Dujardin-Beaumetz, que lorsqu'on a administré 7 gram. 50 par kilogr. du poids de l'animal. Nous avons hâte d'ajouter que, d'après nos expériences personnelles, les chiens intoxiqués lentement peuvent prendre par jour jusqu'à 10 gram. d'alcool absolu par kilogr. du poids de leur corps, en deux fois, à huit heures de distance, pendant plusieurs semaines consécutives.

b) ACTION INTIME ET MODE D'ACTION DE L'ALCOOL. — Une action irritante locale se produit d'abord sur le tissu touché par l'alcool ; douleur, puis réaction inflammatoire, enfin nécrose des tissus touchés ; selon la concentration, dans l'estomac cette action va d'une douce stimulation à la destruction de la muqueuse ; sous la peau, depuis la douleur de la piqûre jusqu'à la syncope, depuis la réaction nulle jusqu'à l'eschare ; dans les veines, jusqu'à la phlébite ; dans les poumons, jusqu'à la pneumonie. La propriété de l'alcool de coaguler l'albumine explique tous ces faits de nature nécrobiotique (1).

L'alcool mis ainsi en contact avec les tissus pénètre dans l'économie à la condition d'être dilué, affaibli ; il est absorbé sans élaboration préalable (2) ; les capillaires sanguins, les lymphatiques, par un détour, se chargent, au prix quelquefois de leur destruction ultérieure, de le transporter dans le courant sanguin ; là, l'alcool communique au sang une couleur noire

(1) Magendie, *Précis élémentaire de physiologie*, t. II, p. 142.
(2) Petit, *Étude sur l'alcol*. (Thèse Montpellier, 1878.)

(Schultz (1) a vu que la présence de l'alcool dans le sérum dis-
solvait la matière colorante des globules) et empêche la coa-
gulation (Monneret et Fleury). Charrié en nature par le sang,
l'alcool détermine alors l'ivresse par son action élective sur
le système nerveux, mais imprègne aussi tous les tissus, et
est la cause de tous les phénomènes concomitants de l'ivresse.
La localisation de l'alcool sur le foie et sur le cerveau a été
démontrée chimiquement (2) par la distillation; il a été retiré
du sang, des centres nerveaux, du foie, des produits de l'ex-
piration pulmonaire et de l'urine, mais en quantité très-petite,
qui n'a pu être décelée que par la liqueur de bichromate de
potasse en solution dans l'acide sulfurique (3); la transformation en acide acétique est partielle, et la fermentation de Leuret et Lassaigne (4) se passe dans l'estomac et n'explique que
l'acescence des éructations et des vomissements.

Orfila et Brodie avaient faussement fait intervenir, pour
expliquer l'ivresse, l'action de l'alcool sur les extrémités nerveuses, réagissant à leur tour sur les centres. L'absorption,
l'action, l'élimination de l'alcool se font en nature. Flourens
avait comparé l'action de l'alcool à celle de l'ablation du cervelet; on le compare volontiers maintenant à celle des anesthésiques, et l'on sait que Bouisson a cité le cas d'une femme qui
avait accouché sans douleur dans l'ivresse et se promettait de
recommencer dans semblable conjoncture. Cette explication a

(1) Schultz, *Wirkung des Branntwein, der Trunksucht,* in *Hufeland's
Journal,* avril 1841.

(2) Chatenier et Magnan, *Localisation de l'alcool dans l'économie.*
(*Mouvement médical,* 1870.)

(3) Marcailhou d'Aymeric, *des Alcooliques et de leur abus.* (Thèse
Montpellier, 1865.)

(4) Leuret et Lassaigne, *Recherches physiologiques et chimiques pour
servir à l'histoire de la digestion,* p. 200.

trouvé confirmation dans les récentes recherches de Svedlin (1).

c) EFFETS DE L'ALCOOL. — Les effets de l'alcool, tout le temps qu'il se trouve dans la circulation, sont immédiats ou éloignés. Les effets instantanés ont été observés : on'a vu tomber morts des individus qui avalaient d'un trait un demi-litre d'eau-de-vie, de kirsch. Les effets immédiats, c'est l'ivresse telle que nous l'avons signalée chez l'homme, avec les deux phases d'excitation et de dépression. A dose physiologique, il stimule le cœur, régularise le cours du sang, dilate les petits vaisseaux et diminue la tension périphérique; il accélère la respiration, en augmentant la quantité d'acide carbonique dans le sang et peut-être en excitant les nerfs pneumogastriques; il élève momentanément la température (2), pour l'abaisser ensuite d'une quantité très-appréciable; il diminue la quantité d'acide carbonique (3) dans l'air expiré et la proportion des matériaux solides de l'urine, surtout de l'urée; il provoque et augmente les sécrétions urinaire et cutanée. Le maximum d'action se produit trois heures après l'ingestion; après cinq heures, pour Perrin, l'influence de l'alcool est épuisée; Zacchias n'admettait le retour à l'état normal que trois jours après.

A dose toxique, mortelle ou non, après la fugace excitation intellectuelle, ce sont des désordres dans les mouvements : l'action musculaire échappe à la volonté, la démarche devient incertaine, titubante; les membres postérieurs se dérobent sous l'animal, pendant que les antérieurs conservent encore quel-

---

(1) Svedlin, *Comparaison des effets du chloroforme avec l'alcool*. (*Revue médicale*, Vienne, 1882.)

(2) Bevan-Lewis, *Action physiologique de l'alcool dans ses rapports avec la chaleur animale et son influence sur le système vaso-moteur*. (*Mental Sciences*, 1880.)

(3) Bodlaender, *de l'Action de l'alcool sur les échanges gazeux*, in *Gazette hebd. méd. et chir.*, 1886, p. 254.

4

que activité. A un degré plus avancé, la sensibilité générale, l'exercice des sens, sont successivement abolis; puis bientôt la respiration cesse; puis enfin la circulation s'arrête et la vie disparaît avec le dernier battement du cœur. En mettant à nu la moelle épinière et les nerfs chez un animal (1) en état d'ivresse, on a pu s'assurer en piquant, irritant, broyant le tissu nerveux, que la sensibilité et la motricité des nerfs sont progressivement abolies comme les propriétés excito-motrices de la moelle, en commençant par la queue de cheval pour aboutir, au moment de la mort, à la moelle allongée.

Les effets éloignés sont ceux qui se produisent quelques heures après l'absorption : sécheresse de la bouche, salivation rare et visqueuse, brûlure à l'épigastre, pyrosis, nausées, soif vive, diarrhée bilieuse, digestions pénibles (2); l'hépatalgie (3), l'ictère, l'albuminurie passagère, la pneumonie, les hémorrhagies méningées ou encéphaliques, les apoplexies pulmonaires, sont le fait d'excès alcooliques plus intenses, qui peuvent même aboutir à la mort (des statistiques fort instructives ont été publiées à ce sujet). Nous ne parlons pas des coups ou blessures que se font les ivrognes, malgré le dieu qui passe pour les protéger. Le sommeil profond et la transpiration plus ou moins abondante sont les symptômes critiques de l'intoxication par l'alcool.

d) LÉSIONS DE L'ALCOOLISME AIGU. — Quelles lésions anatomiques rencontre-t-on à l'autopsie? Dans l'estomac, ecchymoses, sugillations, muqueuse rouge, injectée. Le foie, les reins et la rate ont été peu étudiés. « Le cerveau, les poumons et le cœur, sans offrir d'altération locale limitée, circonscrite, pré-

(1) M. Perrin, ALCOOL, *in* Dictionnaire Dechambre,1865, t. II, p. 589.
(2) Glüzinki, *l'Influence de l'alcool sur les fonctions digestives de l'homme*, in *Bull. thérapeutique*, 1887, p. 393.
(3) Beau, *Arch. gén. médecine*, 1861, p. 406.

sentent au contraire un état de plénitude générale du système
vasculaire, tant des vaisseaux des membranes du cerveau que
des principaux troncs vasculaires veineux qui se rendent au
cœur, ainsi qu'une teinte plus ou moins foncée du tissu pulmonaire (1).» Ajoutons les hémorrhagies méningées, les broncho-
pneumonies, la coloration de l'endocarde par le sang devenu
noir, liquide, mélangé de caillots peu volumineux. Ces lésions
se résument donc en une congestion accompagnée ou non
d'hémorrhagie, tant à la surface des membranes que dans
l'épaisseur des parenchymes ; en des inflammations rares, rapidement suppuratives, des viscères.

§ B. **Effets pathologiques de l'alcool.** — Tout ce qui
précède se rapporte à l'intoxication aiguë par l'alcool; aussi
ces effets sont-ils passagers. Mais il convient de se rapprocher
de plus en plus de la réalité, je veux dire de la chronicité dans
l'abus des boissons alcooliques ; la physiologie, dans ce cas, se
confond dans la pathologie. Hommes et animaux, dans ces
conditions, sont sujets aux mêmes symptômes, aux mêmes lésions : l'élection de l'alcool se fait sur les mêmes organes, se
traduit de la même façon. Les travaux sur ce sujet ne manquent pas, et, rien qu'à consulter les thèses de Montpellier,
on trouve dans les Mémoires inauguraux de Gourre (2), Lecorre (3), Fabre (4), Fonrobert (5), Bouvet (6), etc., des matériaux nombreux et importants.

(1) Devergie, *Médecine légale*, 1840, t. I, p. 106.

(2) Gourre, *Considérations sur les dangers des excès alcooliques*. (Thèse
Montpellier, 1867.)

(3) Lecorre, *Considérations sur l'abus des boissons alcooliques*. (Thèse
Montpellier, 1869.)

(4) Fabre, *Maladies produites par l'abus des boissons alcooliques*. (Thèse
Montpellier, 1869.)

(5) Fonrobert, *des Troubles nerveux de l'alcoolisme chronique*. (Thèse
Montpellier, 1869.)

(6) Bouvet, *Essai sur l'alcoolisme*. (Thèse Montpellier, 1870.)

a) SYMPTÔMES ET LÉSIONS.— La voie d'entrée ici sera uniquement l'estomac. Cependant on a signalé un homme de sobriété reconnue qui habitait au-dessus d'un chai dont le plafond, aux planches disjointes, laissait passer des vapeurs suffisantes d'alcool pour produire l'intoxication chronique; M. Rondot vient d'en citer un nouvel exemple (1). Nous pourrions, du reste, citer le cas observé à l'Asile d'une paralysie générale reconnaissant pour cause l'alcool absorbé bien plus par les poumons que par l'estomac; depuis vingt-cinq ans, ce malade travaillait dans un chai à fabriquer les vins d'exportation. D'autre part, M. Luton (2) a bien étudié cette intoxication à voie d'entrée mixte chez les dégustateurs, les distillateurs.

1° *Tube digestif.* — A cause de la fréquence de l'intoxication par la voie stomacale, ce sont les organes digestifs qui sont les premiers atteints. Chez le buveur de profession, la langue est rouge, fendillée; le pharynx également rouge; l'estomac, plus longtemps en contact avec l'alcool, se dilate chez le buveur de bière, se rétrécit chez les buveurs d'eau-de-vie; la muqueuse en est rougeâtre par plaques, dans le voisinage du cardia et de la petite courbure, pigmentée si les excès sont anciens, indurée ou ramollie, baignée d'un mucus épais: c'est la gastrite simple; lorsqu'il s'y trouve des ulcérations, c'est aussi la gastrite ulcéreuse. L'œsophage, le duodénum, l'intestin, peuvent être atteints de la même manière; l'estomac et l'intestin sont du reste souvent pris ensemble (3). Aux lésions

(1) Rondot, *Intoxication par les vapeurs d'alcool.* (*Gaz. Bordeaux*, 1887, p. 237.)

(2) Luton, *Sur une nouvelle forme d'alcoolisme latent professionnel et sur le moyen de le combattre.* (*Ann. hyg. et méd. légale*, 1880.) V. à ce sujet les travaux récents de MM. Donnet et Marandon de Montyel, dont des analyses importantes ont été données dans la *Sem. médicale*, 1887.

(3) Leudet, *Formes de la gastro-entérite alcoolique dans les diverses classes de la société.* (Congrès pour l'avancement des sciences, 1882.)

anatomiques correspondent des troubles fonctionnels : la dyspepsie, les gastrorrhagies, la pituite (*vomitus matutinus*, Hufeland) blanche ou verte, sont les effets les plus connus de la
dyspepsie alcoolique; mais l'anorexie, les douleurs diverses,
le météorisme, l'accompagnent ou le précèdent. Les gastrorrhagies sont un épisode assez fréquent, à grand fracas, dépendant des ulcérations.

Parmi les glandes annexes du tube digestif, le foie porte le
plus lourd fardeau d'altérations; c'est, du reste, en fréquence
et en rapidité, l'organe le plus atteint. Sa position à côté des
voies d'absorption et ses fonctions physiologiques expliquent
suffisamment ces faits : stéatose et cirrhose, telles sont les
deux modalités pathologiques que revêt le foie alcoolique. Pâle,
mou, volumineux, épais à son bord libre, graissant le couteau
qui le coupe et le papier, les cellules infiltrées de gouttelettes
graisseuses: c'est le foie gras des ivrognes, que l'on reconnaît
à ce que son bord antérieur est abaissé, son volume augmenté, que la digestion stomacale est incomplète, l'épigastre
douloureux, les selles grises, diarrhéiques; que la peau a l'aspect cireux. La cirrhose, interstitielle dans nos pays, suppurée
aux pays chauds, se traduit par l'ictère, mais surtout par la
maigreur et l'ascite, avec des troubles digestifs multiples; l'influence du froid sur la production de ces ascites est démontrée par de nombreuses observations (1); au point de vue anatomique, c'est alors l'induration granulée du foie.

Dans le péritoine, dans le mésentère et les épiploons, se
rencontrent des dépôts adipeux et des phlegmasies adhésives;
la péritonite est en effet fréquente, mais localisée, enkystée
même.

2° *Appareil cardio-pulmonaire.*— Une fois dans le cou-

(1) Amblard, *Anasarque a frigore chez les alcooliques.* (*Montpellier
médical*, 1880.)

rant sanguin, tout ou partie de l'alcool circule ; « il est même possible qu'à une certaine époque de l'intoxication alcoolique tout l'individu vive alcooliquement(1). » Les vaisseaux, le cœur, les organes de la respiration, puis les artères, sont immédiatement en contact avec lui. Ce ne sont pas les organes les moins atteints, la veine porte et l'artère pulmonaire sont soumises à la pyléphlébite, à la phlébartérite membraneuses, inflammations adhésives dont la symptomatologie obscure se résume dans l'ascite et la dyspnée progressives suivant la veine enflammée, veine cave ou artère pulmonaire. Le cœur droit ressent ensuite les atteintes du sang chargé d'alcool; c'est sur les parois du cœur droit que s'accumule la surcharge graisseuse, qui, après avoir débuté par la base, pénètre entre les fibres musculaires et finit par altérer, atrophier ces éléments ; enfin, fait que nos recherches ont mis en lumière, les valvules auriculo-ventriculaires, chez nos chiens, sont fréquemment le siége d'une endocardite végétante, début de la sténose consécutive ; la tricuspide est aussi, mais moins gravement atteinte. L'étude des lésions valvulaires du cœur droit est trop peu avancée pour que nous indiquions même les lésions capitales ; nous notons seulement comme possible la dilatation aiguë du cœur (2).

L'appareil de la respiration est ensuite visité par le sang : organe d'élimination de l'alcool, le poumon est le siége d'altérations sérieuses et manifestes. La congestion sanguine des poumons, la pneumonie aiguë avec suppuration abondante et délire, telle que la concevait Royer-Collard chez les ivrognes et telle qu'on l'observe encore ; la sclérose, les granulations tuberculeuses, sont des maladies auxquelles donne lieu l'abus habituel

(1) Racle, *de l'Alcoolisme.* (Thèse Paris, 1860.)

(2) Maguire, *Dilatation aiguë du cœur produite par l'alcoolisme.* (Soc. clin. Londres, *Sem. méd.,* 1887, p. 237).

des alcooliques, la tuberculose pulmonaire n'entrant dans ce cadre que comme le produit d'une infection surajoutée à un état général mauvais produit par l'intoxication (1) alcoolique. La pleurésie sèche rappelle le caractère d'inflammation adhésive que revêtent chez le buveur les maladies des séreuses. La laryngo-bronchite, la voix de rogomme, l'emphysème, la dilatation des bronches, sont aussi le fait de l'alcoolisme ; il est inutile d'insister sur la symptomatologie de ces affections pulmonaires. La localisation de la pneumonie au sommet et celle de la dilatation sur le trajet des bronches moyennes sont les seuls faits qui puissent aider dans le diagnostic de la nature de ces maladies si communes.

Le cœur gauche, lui, reçoit un sang déjà débarrassé de partie d'alcool ; les lésions n'en sont pas moins importantes : augmenté de volume, atteint de myocardite partielle chronique, tel est le cœur de l'ivrogne, avec ses valvules épaissies, sinon athéromasiées, que Budd (2) avait décrit depuis longtemps. Ces lésions ont les symptômes ordinaires aux rétrécissements, insuffisances, dilatations, dégénérescences de cet organe. Une nouvelle maladie du cœur est attribuée jusqu'ici à l'alcoolisme seul : c'est la trémulence du cœur (3), comparable aux trémulations des muscles de la vie organique.

Les artères portent des plaques d'athérome à tous les degrés, avec prédominance dans les cérébrales et l'aorte thoracique, charrient un sang graisseux, peu coagulable, à corpus-

---

(1) Bell, *On the effects of the use of alcoholics liquors on tubercular diseases in constitution predisposed to such diseases.* (*American Journal of the medical sciences,* 1859, p. 407.)

(2) Budd, *Clinical Lecture of delirium tremens.* (London, *Med. Gazette,* 1842.)

(3) Peter, *Parésie trémulente du cœur chez un alcoolique.* (*Gaz. Hôp.,* 1886, p. 541.)

cules rouges, comme exprimés de leur hémoglobine; à leuco-
cytes nombreux, multipliés. Les anévrysmes, les hémorrhagies, le purpura, la coloration bronzée de la peau (1), sont les
effets de ces altérations vasculaires et sanguines; les troubles
de l'hémopoièse ajoutent du reste leurs effets à ceux de la
constitution du liquide sanguin et des vaisseaux.

Dans la symptomatologie de l'alcoolisme chonique, le pouls
est ordinairement dur, lent, et donne cette sensation particulière qui caractérise le pouls athéromateux; avec le sphyg-
mographe, on a un tracé particulier: on y lit le plateau du
pouls alcoolique, avec le coup d'ongle du rétrécissement aor-
tique, le plus souvent concomitant.

3° *Systèmes musculaire, osseux, tégumentaire.* — Lancé
dans l'organisme, le sang se rend aux muscles, aux os, à la
peau, aux divers organes de l'innervation, de la génération,
s'élimine enfin par le rein. Dans les muscles, il provoque les
dépôts graisseux entre les faisceaux musculaires et la dégénérescence granulo-graisseuse des fibrilles: d'où, indépendam-
ment des troubles nerveux, faiblesse des mouvements. Dans
les os, même adiposité, agrandissement du canal médullaire,
parois amincies, cassantes, et douleurs profondes, à différencier
des douleurs ostéocopes. Dans les articulations, peu de manifestations. Sur la peau, altérations diverses: enluminée ou cou-
perosée, la trogne des ivrognes fait parfois place à une pâleur
spéciale; la sécheresse écailleuse ou l'aspect onctueux, luisant,
tiennent à l'atrophie ou à la prolifération graisseuse des glandes sébacées et sudoripares; l'eczéma, les « ulcères du gin »,
le purpura, les ecchymoses, les sigillations du cadavre alcoolique, ont été aussi notés. Dans le tissu cellulaire sous-cutané,
c'est l'œdème ou d'abondants pelotons graisseux que l'on rencontre.

(1) Addison, *On the constitution and local effects of the diseases of the
suprarenal capsules.* Londres, 1855.

4° *Système nerveux*. — Les organes de l'innervation sont le point de départ de troubles qui caractérisent l'alcoolisme aigu, l'ivresse ; ils portent aussi le poids des altérations chroniques, et bien des troubles de l'alcoolisme chronique doivent leur être rattachés.

Dans le crâne, la dure-mère, l'arachnoïde et la pie-mère, le cerveau, le cervelet, sont atteints. La dure-mère est souvent tapissée de néoplasmes auxquels on a donné le nom de *pachyméningite hémorrhagique*; l'hémorrhagie intra-arachnoïdienne enkystée siège sur les régions pariétales et donne lieu, par la compression, à des manifestations phénoménales très-variées. Quant à la pie-mère, la face supérieure des hémisphères et la grande circonférence du cervelet portent souvent aussi des traces d'inflammations adhésives, sous formes d'épaississements opalins, de taches ecchymotiques, de plaques laiteuses, de corpuscules de Pacchioni accumulés en gâteaux, de traînées blanchâtres et d'adhérences en ces divers points, entre la dure-mère, l'arachnoïde et la pie-mère. Le liquide céphalo-rachidien, suppléant au retrait de la masse encéphalique, est le plus souvent augmenté ; l'œdème de la pie-mère est très-fréquent.

L'encéphale, d'autant plus altéré qu'il est plus irrigué, est le plus souvent atteint de périencéphalite chronique diffuse; la dégénération granulo-graisseuse des capillaires et des éléments cellulaires domine dans les circonvolutions et les noyaux gris, à tous les degrés de l'intoxication. De consistance ferme, comme lavées, les circonvolutions logent souvent des kystes remplaçant des pertes de substance ; les ventricules sont dilatés, dépolis, leurs parois granuleuses. Les noyaux gris participent à cette dégénération, comme la substance blanche. Adhérente ou non, la pie-mère entraîne comme un emporte-pièce de petits disques de substance grise. Mais des ramollissements circonscrits, des encéphalites partielles, se rencontrent aussi;

de sorte que les lésions procèdent dans l'encéphale du même type que dans les autres organes: dégénérescence graisseuse ou inflammations adhésives.

Correspondant à ces désordres anatomiques, des troubles fonctionnels intéressant l'intelligence (1), la motilité et la sensibilité, ont été depuis longtemps constatés. Les troubles sensoriels et sensitifs se produisent sous forme d'hallucinations diverses (2), le plus souvent unilatérales, portant particulièrement sur l'ouïe et la sensibilité générale; d'hyperesthésie (3) et d'anesthésie; mouches volantes, formication, bourdonnements d'oreilles, céphalalgie, vertiges, insomnie, sont choses habituelles aux buveurs. La motilité, sous forme de tremblements, soubresauts, crampes, contracture, convulsions, paralysie, a aussi des désordres passagers ou permanents, le plus souvent associés aux troubles sensoriels et sensitifs, fournissant même matière à leur production.

Quant à l'intelligence, les désordres qui en dépendent sont nombreux et variés; les formes les plus ordinaires (4) de trouble mental aigu sont la mélancolie, la stupidité, les idées de persécution, de suicide; les terreurs, les craintes imaginaires, et quelquefois au contraire un délire de satisfaction, de contentement et d'orgueil. Les troubles chroniques des facultés intellectuelles et morales sont: l'amnésie pure ou compliquée d'aphémie; de la gêne dans le langage articulé, la diminution de

(1) Brierre de Boismont, *de Quelques nouvelles Observations sur la folie des ivrognes.* (*Ann. méd.-psych.*, 1852, p. 375.)

(2) Geddes, *Clinical Illustrations of the diseases of the India*, 1846, p. 241.

(3) Leudet, *Étude clinique de la forme hyperesthésique de l'alcoolisme chronique.* (*Arch. gén. méd.*, janvier 1867.)

(4) Voisin, *de l'État mental dans l'alcoolisme aigu et chronique.* (*Ann. méd.-psy.*, 1864, p. 65.)

la conscience, de la singularité et de l'originalité de caractère, de la tristesse, du découragement, de la diminution dans la liberté morale, de la faiblesse de caractère, un manque d'initiative et d'énergie, de la lypémanie, de l'obtusion intellectuelle, de l'hébétude, un état d'abrutissement, d'imbécillité, et enfin un délire d'ambition, de satisfaction et d'orgueil. Les facultés intellectuelles, la mémoire exceptée, sont moins souvent et moins profondément troublées que les facultés morales.

Le délirium tremens, accident de l'alcoolisme chronique au même titre qu'un accès fébrile d'impaludisme, est un épisode de cette intoxication : agitation désordonnée et égarement, perversions sensorielles multiples, terrifiantes, délire à expression professionnelle, tels sont ses caractères. L'épilepsie alcoolique coïncidant avec le délirium tremens, se localisant ou prédominant dans une partie du corps, moins rapidement suivie de démence radicale(1) que l'épilepsie névrose, en rapport par la fréquence des attaques avec la qualité supérieure de l'alcool ingéré (2), est encore un épisode de l'alcoolisme. La lypémanie alcoolique (3) en est une manifestation dépressive, à tendances suicidique ou homicide suivant les cas. La manie est fréquente (4), devient facilement chronique ou reste transitoire ; les idées de grandeur ne sont pas rares. La folie des persécutions en est un autre type, non des moins fréquents. Le délire des alcooliques n'est pas un délire, mais un rêve, suivant l'expression de Lasègue (5); enfin son analogie avec le radotage

(1) Magnan, *Recherches sur l'épilepsie alcoolique*, 1875.

(2) Moëli, *Une remarque à propos de l'épilepsie chez les alcooliques.*

(3) Falret, *Mélancolie alcoolique. (Soc. méd.-psych.*, 1876.)

(4) Petoukhow, *Manie transitoire chez les ivrognes. (Ann. méd.-psyc.*, 1869, p. 471.)

(5) Lasègue, *le Délire alcoolique est un rêve. (Archives générales de méd.*, nov. 1881.)

des vieillards est patente(1). En outre, il est parfois fébrile (2) et se réveille sous la plus faible influence (3). Mais la démence, l'aboutissant presque inévitable de ces formes diverses ; l'abrutissement, comme dit le vulgaire, primitif ou secondaire, est fréquent ; nullement curable, cette forme et la pseudoparalysie générale sont les plus sévères, peut-être aussi les plus communes. De remarquables travaux sur l'état mental des alcooliques et sur l'anatomie pathologique sont sortis de la plume de MM. Magnan (4), Voisin, Wright (5) et nombre d'auteurs dont incidemment je cite les noms : Bouchard et Proust (6), Jolly (7), Lancereaux, Magnus Huss, etc.; nous avons le regret de ne pouvoir y insister.

La moelle épinière et les nerfs participent aux altérations du système nerveux central : sclérose ou dégénération granulo-graisseuse sont les lésions anatomiques ; douleurs, désordres fonctionnels et nutritifs divers résultent de ces altérations ; décubitus acutus, paralysies, troubles trophiques, ataxie (8), polynévrites, telles que MM. Gombault, Pitres et Vaillard, Dubreuilh, Déjerine, les ont décrites récemment. En outre des troubles nerveux spéciaux ressortissant à l'alcoolisme, des acci-

(1) Prévost, *Etude clinique sur le délire alcoolique*, 1875.

(2) Magnan, *Signes diagnostiques du délire alcoolique fébrile*. (*Soc. biolog.*, 1873.)

(3) Gabriel, *du Réveil du délire alcoolique*. Thèse Paris, 1883.

(4) Magnan, *de l'Alcoolisme, des diverses formes du délire alcoolique*, 1874.

(5) Wright, *Etude sur l'alcool dans ses rapports avec l'intelligence et la conduite*, 1886.

(6) Bouchard et Proust, *Anatomie pathologique de l'alcoolisme*. (*Gaz. méd. Paris*, 1868.)

(7) Jolly, *Etudes hygiéniques et morales sur l'alcool et ses composés*. (Ac. méd. 1866.)

(8) Barbe, *Ataxie alcoolique*. (*France médicale*, 1885.)

dents à forme rabique sont parfois signalés chez les buveurs ;
l'hynoptisation se réalise facilement chez eux (1); enfin la
notion récente de l'hystérie toxique, créée par M. Charcot,
rentre dans le même cadre, « à titre d'accident tertiaire de l'intoxication alcoolique (2). » « Les intoxications n'ont qu'une importance réduite sur la production des phénomènes hystériques, mais elles ont une influence énorme sur la forme des accidents »; avec cette notion ont disparu les hémiplégies, les hé-
mianesthésies alcooliques.

5° *Organes génito-urinaires.* — Les organes urinaires,
qui débarrassent l'organisme de l'alcool, subissent à un haut
degré sa funeste influence. Grégory dit que les $\frac{4}{5}$ des cas de
dégénérescence granuleuse des reins sont dus à l'alcoolisme.
L'albuminurie avec ses conséquences, l'urémie (3), la polyu-
rie, le diabète, reconnaissent souvent cette cause : atrophiés
ou volumineux, les reins portent le cachet des lésions anatomiques qu'engendre l'alcool dans tous les tissus. Dans les
urines, on trouve une diminution des matériaux excrétés, de
l'azote total (4) et de l'urée ; le rapport entre l'acide phosphorique produit et l'acide phosphorique total augmente; l'acide
urique augmente, les tubuli sont fréquents, l'albumine aussi.
Le catarrhe vésical, l'hypertrophie de la prostate, sont précoces. Du côté des organes de la génération, c'est l'atrophie
des testicules et l'impuissance ou l'absence de désirs; c'est
la petitesse du volume des ovaires, surtout de la partie sécré-

---

(1) Crothers d'Hartford, *Hypnotisme chez un ivrogne. (Ann. méd.-
psych.*, 1886, p. 301.)

(2) Berbez, *Hystérie toxique. (Gaz. hôp.*, 1888.)

(3) Fuertsner, *de l'Albuminurie chez les alcooliques*, in *Ann. méd.-
ych.*, 1879, p. 321.

(4) Robin, *Valeur séméiologique de l'examen des urines dans certains
pcas d'alcoolisme.* (Soc. biologie, 1887.)

tante, avec la ménopause prématurée et la diminution de l'aptitude à la procréation.

6° *Nutrition*. — A côté de ces lésions constatables, portant, on le voit, sur la plupart des organes, il est des altérations fonctionnelles vitales qu'il convient de signaler, pour être complet, dans cette étude succincte. La fièvre alcoolique a été signalée avec certains caractères spéciaux : Gestin, Lecorre et Bouvet (1), en apportent des cas authentiques; nous avons du reste signalé l'adjonction de cet élément à certaines maladies de même nature. Mais cet élément peut se présenter isolé; nous avons observé un cas de fièvre alcoolique dans lequel les symptômes typhoïdes étaient intenses, durèrent plusieurs jours et se jugèrent par quelques heures d'insomnie avec hallucinations nettement alcooliques.

La moindre résistance des alcooliques aux traumatismes, aux maladies intercurrentes, aux épidémies, aux agents thérapeutiques, aux intoxications surajoutées, sont notions vulgaires actuellement : « L'ivrogne qui échappe à une épidémie en continuant ses excès est un homme qui tombe du quatrième étage sans se tuer, disait Max Simon; allez donc compter sur cette chance. » M. Pasteur a bien signalé la moindre résistance des ivrognes à la cure rabique ; M. Bouchard signale, dans les cas d'imperméabilité rénale, l'accumulation médicamenteuse, ce que l'on rencontre fréquemment chez les buveurs. Chomel avait dit que l'abus des boissons fermentées imprime aux maladies aiguës un caractère fâcheux, les rend souvent mortelles; on a noté enfin la scarlatine récidivant jusqu'à quatre fois chez un alcoolique.

Les effets sur la nutrition en général sont évidents ; on ne peut plus dire avec Liebig que l'alcool occupe un rang distingué comme aliment respiratoire et que l'ingestion de l'al-

---

(1) Bouvet, *Essai sur l'alcoolisme.* (Thèse Montpellier, 1870, p. 29.)

cool dispense de l'usage des aliments amylacés et sucrés. MM. Dujardin-Beaumetz et Audigé ont repris expérimentalement cette question et ont conclu qu'en enlevant aux hématies une certaine quantité d'oxygène, l'alcool modérait la nutrition (1). Mais les travaux de MM. Lallemand, Perrin et Duroy (2), répondant à Duchek, à Bouchardat et Sandras, avaient depuis 1860 démontré que l'alcool n'est ni transformé ni détruit dans l'organisme, que ce n'est par conséquent pas un aliment. Servel (3) prouvait ensuite incidemment que l'alcool exagère les dépenses, puisqu'il détermine la régression des tissus au profit d'une activité fonctionnelle générale. Les chevaux des contrebandiers, à qui l'on donne l'alcool outre la ration d'entretien, maigrissent vite ; la chienne de Servel maigrissait, ses grenouilles devenaient autophages. Dans nos recherches, nos animaux engraissaient ou maigrissaient, mais le réactif de la nutrition, le dosage de l'hémoglobine, nous montrait une diminution progressive de cette hémoglobine en rapport avec la chronicité de l'intoxication. L'opinion que l'alcool est un aliment d'épargne a donc vécu.

b) MARCHE ET TERMINAISONS. — Combien dure un alcoolique ? Quelques mois, quelques années, suivant l'abondance des excès, le siége de la localisation morbide, la nature des boissons. La guérison est rare, parce que « qui a bu boira » ; l'amélioration est possible, mais corrigée par des rechutes ; la mort est le terme ultime, survenant fréquemment par marche progressive des lésions organiques.

(1) Dujardin-Beaumetz et Audigé, *Recherches expérimentales sur l'alcoolisme chronique*, 1884. (Ac. méd.)

(2) Lallemand, Perrin et Duroy, *du Rôle de l'alcool et des anesthésiques dans l'organisme*, 1860.

(3) Servel, *Recherches expérimentales sur la physiologie de la rate.* (Thèse Montpellier, 1876.)

La terminaison des alcooliques par mort subite, par embolies graisseuses, se rencontre parfois. La cachexie, le marasme consécutif aux diverses maladies que nous avons indiquées, est de beaucoup le mode le plus fréquent de terminaison.

Après leur mort on a prétendu que les alcooliques se putréfiaient moins vite : Alexandre le Grand aurait dû à ce fait la longue durée que son cadavre mit à se décomposer. Lancereaux(1) prétend au contraire que la putréfaction survient plus rapide chez les gens adonnés aux spiritueux.

La combustion spontanée enfin, malgré les théories chimiques de Thénard, ne repose sur aucun fait scientifiquement observé (2).

c) ASPECT GÉNÉRAL DE L'ALCOOLISME. — Si maintenant nous voulions faire un tableau de l'alcoolique à ses diverses phases de développement, nous le peindrions tremblant, affaibli, ayant constamment besoin de sa stimulation artificielle ; vertiges cérébraux, affaiblissement de la vue, embarras de la parole, sommeil agité, fourmillement dans les membres, démarche de moins en moins précise, station de plus en plus difficile : tels seraient les faits qui marqueraient les progrès toujours croissants de la maladie. A cette forme prodromique, avec Magnus Huss, nous ferions succéder les formes paralytique, anesthésique, hyperesthésique, convulsive, épileptique, avec les attaques de délirium tremens, et nous aboutirions à ce marasme ou bien à ces accidents subits, ou bien encore à cette malignité des moindres accidents qui sont le propre de l'alcoolisme. Mais nous sortirions de notre cadre.

d) DIFFÉRENCES.— Dans ce tableau écourté des symptômes et des lésions dus à l'alcoolisme, nous n'avons voulu donner

(1) Lancereaux, art. ALCOOLISME, in Dictionnaire Dechambre, t. II, p. 670.

(2) Bouvet, *Essai sur l'alcoolisme*. (Thèse Montpellier, 1870, p. 42.)

que l'ensemble; il nous reste à signaler les variantes phénoménales tenant au liquide, aux temps, aux lieux, à l'âge, au
sexe.

La nature du liquide a une influence capitale : les liqueurs
fermentées sont moins nocives ; les liqueurs distillées, l'eau-
de-vie de sorgho par exemple, procurent le délire furieux et
sont plus nuisibles ; les vins acides prédisposent à la goutte ;
la bière, aux calculs, à la glycosurie, à l'obésité ; le cidre et le
vin mousseux portent leur action sur le système nerveux, et
certains vins du département du Haut-Rhin produisent facilement des accidents paraplégiques. Les eaux-de-vie contenant des alcools supérieurs, plus abrutissants, mènent plus
rapidement au marasme avec lésions viscérales. Quant aux liqueurs avec essences, elles abattent le buveur au lieu de l'exal-
ter ; les effets dominants sont ceux de l'alcool, mais les effets
des matières dissoutes s'ajoutent, et donnent certaines caractéristiques à la symptomatologie.

L'étude des diverses liqueurs dans leurs effets pathologiques est loin d'être faite ; l'absinthe, ce gentil poison aux ré-
flets d'émeraude (1), a seule donné lieu à des travaux importants. Comparés entre eux, on voit que l'alcool agit d'abord
sur la région dorso-lombaire, l'absinthe sur la région bulbo-
cervicale ; que cette dernière produit d'emblée le délire, que
l'alcool ne détermine que sur un terrain préparé ; qu'elle fait
fait naître dans l'intoxication aiguë des attaques épileptiques (2), tandis que l'alcool produit la paralysie et jamais de

(1) Motet, *Considérations générales sur l'alcoolisme, et plus particulière-
rement des effets toxiques produits sur l'homme par la liqueur d'absinthe.*
(Thèse Paris, 1860.)

(2) Magnan : *a) Epilepsie alcoolique, action spéciale de l'absinthe* (Soc.
biol., nov. 1868); *b) Recherches de physiologie pathologique avec l'alcool
et l'essence d'absinthe* (Arch. phys., 1873).

5

convulsions. L'ivresse absinthique se différencie en ce qu'elle est plus intense, plus profonde et laisse une stupeur remarquable; que l'excitation a son caractère particulier, s'accompagne d'hallucinations, d'accidents épileptiformes. L'absinthisme chronique amène des troubles psychiques plus précoces, plus intenses, dont les caractères sont l'exagération et la violence du délire, la stupeur consécutive à cette agitation, les hallucinations nettes et terrifiantes dès le début. Parmi les troubles physiques importants, il faut signaler la bouffissure de la face, le teint pâle, terreux, la saillie des globes oculaires, les secousses musculaires, les absences, les vertiges, les attaques épileptiformes. Telles sont les conclusions auxquelles arrive M. Maunier (1) et que M. Gourmet (2) avait déjà énoncées en partie, mais dans lesquelles M. Voisin (3) n'avait vu que des nuances insuffisantes pour créer une nouvelle intoxication.

Malheureusement pareille étude n'a pas été faite pour toutes les liqueurs, et l'on doit se contenter de la conclusion de MM. Dujardin-Beaumetz et Audigé: « Tous les alcools et eaux-de-vie de commerce sont toxiques, et leur action nocive est en rapport avec leur origine et leur degré de pureté (4). »

Nous n'insisterons pas sur les autres conditions dans lesquelles se produit l'alcoolisme; toutes ont leur importance: tuer le ver le matin, c'est se soumettre, d'après Fonssagrives, à des effets plus directs, à une action plus prompte sur l'estomac; les paludéens, les saturnins, souffrent davantage de leur excès, les dégénérés par alcoolisme de même ; le froid, le climat du Nord, procurent plus vite l'ivresse et l'intoxication

(1) Maunier, *Alcoolisme et absinthisme*. (Thèse Montpellier, 1880.)
(2) Gourmet, *Alcoolisme et absinthisme*. (Thèse Montpellier. 1875.)
(3) Voisin, *loco citato*, 1864, p. 66.
(4) Dujardin-Beaumetz et Audigé, *Recherches expérimentales sur la puissance toxique des alcools*, 1879, p. 299.

chronique, témoin les soldats de la campagne de Russie, les voyageurs du St-Bernard, les Suédois.

§ C. **L'alcoolisme dans la race et l'espèce.**— Tel est l'alcoolisme avec ses symptômes, sa marche, sa terminaison, ses lésions chez l'individu. Il n'est pas moins intéressant de savoir ce qu'il devient dans la famille, dans la race, dans l'espèce; car les effets de l'alcool ne s'arrêtent pas à l'individu: il crée pour la famille des tendances psychiques, des prédispositions physiques, une allure générale de la vie, qui fera le sujet du prochain chapitre. Dans la race, il se traduit par des caractères spéciaux relatifs à la vie intellectuelle et la force physique vis-à-vis des autres races; dans l'espèce, enfin, il aspire à restreindre son développement numérique, à diminuer ses aspirations légitimes au progrès. Ces effets éloignés, mais capitaux, méritent bien qu'on consacre à leur étude quelques lignes.

« Refoulés dans les contrées qu'arrose le fleuve Orange, les Hottentots d'une faible constitution achèvent de dégénérer dans l'abus effréné de l'alcool et du brandy. L'alcoolisme fait chez eux des ravages au-dessus de toute expression, et, au dire de médecins observateurs, on peut calculer à un avenir peu éloigné l'extinction complète de la race hottentote (1).» De Quatrefages et Rufz pensent, avec le plus grand nombre des auteurs, que l'eau de feu a été le principal agent de destruction des Indiens de l'Amérique (2). Tahiti se dépeuple depuis l'introduction des liqueurs alcooliques, par les maladies de peau que provoque l'abus du kawa (3). Les races germanique, anglaise, chinoise et nègre, sont réputées pour avoir au plus

(1) *Bulletin de la Soc. d'anthropologie*, 1862, p. 553.
(2) *Bulletin de la Soc. d'anthropologie*, 1860, p. 276.
(3) Cuzens, *Tahiti*, p. 85.

haut degré la passion des alcooliques; les Suédois, depuis Charles XII et Gustave III, sont incapables de coloniser, de s'étendre ; ils ont disparu du concert européen. Il est un fait qu'on ne peut cacher, du reste : c'est que la domination de la race conquérante chez les indigènes du Nouveau Monde s'est établie plus impitoyablement par la propagation de l'eau-de-vie que par la force des armes (1) ; et l'Angleterre se montre encore souvent, témoin les Indous, les Malabars, conquérant pacifiquement ses colonies la Bible d'une main, un flacon de wisky de l'autre.

Pour l'étudier dans l'espèce, c'est-à-dire dans le développement numérique et dans la perfectibilité physique et morale, les statistiques sont nombreuses sur les conditions contraires à ce progrès du fait de l'alcoolisme. Les troubles intellectuels croissent de pair avec l'abus des alcooliques. Vers 1840-1850, Parchappe et Morel accusaient 25 à 28 % d'alcooliques parmi leurs aliénés. En 1859, Motet (2) signalait en France plus de 100,000 individus exposés à engendrer des fous, des épileptiques, des imbéciles ou des idiots, parce qu'ils peuvent, sur le premier comptoir de marchand de vin, au coin de la première rue, boire jusqu'à l'abrutissement un poison dont les effets se produisent tôt ou tard et d'une manière fatale. En 1871, Magnan et Bouchereau trouvent la proportion des alcooliques entrés à Sainte-Anne de 31 %. Lunier, en 1877, montrait que, depuis quarante ans, la consommation d'alcool et les cas de folie ont doublé. En 1886, Planès trouvait, sur 32,000 cas d'aliénation mentale en quatorze ans, 6,000 cas alcooliques. Les actes de violence vis-à-vis des autres, le suicide, dérivent aussi de l'alcoolisme. Déjà Dumesnil citait ces mots, qu'avait prononcés un échevin de Rouen en 1349 : « De

(1) Morel, *Traité des dégénérescences*, p. 388.
(2) Motet. (Thèse Paris, *loco citato*.)

vingt bandits ou routiers, messires, dix-neuf se sont formés au cabaret. » Schlegel signale l'alcoolisme comme la principale cause du suicide en Angleterre, en Allemagne et en Russie. Brierre de Boismont (1) fixe au dizième des suicides ceux qui sont dus à l'abus des liqueurs fortes. En Hollande, c'est à 75 et 80 °/₀; en Belgique, à 25 et 30 °/₀, que se monte le chiffre des alcoolisés parmi les criminels (2). En France, le dernier Bulletin de la Société de tempérance fait osciller entre 53 et 88 le pourcentage d'intempérants, suivant la catégorie des délits; et M. Maze indique que, parmi les condamnés âgés de moins de vingt ans, il y a 63 °/₀ d'alcooliques, 78 °/₀ parmi les récidivistes. Chez 82 °/₀ des prostituées, d'après la doctoresse Tarnowskaia (3), les parents sont des ivrognes habituels.

Les résultats nocifs de l'ivrognerie sur la mortalité et la longévité sont aussi notables; il est démontré depuis longtemps que son influence sur la production des affections cérébrales et gastriques se traduit par la production de 1 : 36 chez les ivrognes, 1 : 104 chez les gens sobres (4). Drysdale vient récemment (5) de confirmer ces résultats et d'apprendre que la durée moyenne de la vie, même chez les buveurs modérés, est moindre que chez les *teetotallers*. Du reste, les Anglais, qui dépensent dans une seule année pour plus de trois milliards de francs en boissons fortes, ont une mortalité générale de 15.5 °/₀ pour les mâles compris entre 25 et 65 ans ; mais les professions de brasseur, aubergiste, cabaretier, domestiques

(1) Bierre de Boismont, *loco citato*. (*Ann. méd.-psych.*, 1852, p. 375.)

(2) Vétault, *loco citato*.

(3) Tarnowskaia, *Prostitution, examen anthropométrique*. (*Medic. Record*, 1887.)

(4) Nelson, *Effets de l'ivrognerie*. (*Union méd.*, 1869.)

(5) Drysdale. (Congrès de Zurich contre l'abus des alcooliques. *Sem. méd.*, 1887, p. 359.)

de café et d'hôtel, ont une mortalité de 21, 23 et 34 p. °/₀ (1).
Un médecin militaire distingué, doublé d'un savant hygié-
niste, M. Arnould (2), se demande enfin si le rachitisme, si fréquent à Lille, dans le département du Nord, ne serait pas,
sans préjudice d'autres influences, une forme de l'hérédité alcoolique. « L'alcool, ajoute-t-il, ne compromet pas tout d'abord
la vitalité, la force numérique des races, la salacité aveugle
de certains alcoolisés et la très-active natalité de la Suède et
de la Prusse en sont des preuves ; mais l'impuissance et la
fécondité, pour être des conséquences reculées, n'en sont pas
moins des conséquences certaines. »

Quelque optimiste que l'on soit en pareille matière, l'on ne
peut s'empêcher de reconnaître l'influence de l'alcool sur la
race et sur l'espèce, si sa généralisation progresse : influence
malsaine, régressive, dégénérative au plus haut degré, contraire par conséquent aux progrès moraux et physiques de l'humanité.

Nous avons passé à dessein, dans ce qui précède, les arguments qui viennent corroborer notre proposition de l'influence
des boissons alcooliques dans la famille ; c'est l'étude de ces
effets désastreux de l'alcool sur la santé physique, sur l'intégrité intellectuelle des descendants directs de ceux qui en font
abus, que nous désirons maintenant entreprendre.

Montrer qu'une action déprimante, régressive, sur la descendance, se produit du fait de l'alcoolisme des parents ; indiquer ensuite sur quels organes, quelles fonctions, cette action se porte de préférence ; étudier sous quelle forme il est
le plus facile pour le médecin de la reconnaître ; enfin tirer de
cette étude toutes les applications possibles à la médecine lé-

(1) *Journal de pharm. et chimie*, 1888, p. 46.
(2) Arnould, *Éléments d'hygiène*, p. 981.

gale au traitement, tel sera le but que nous proposons d'atteindre. Nous promettons d'apporter de nombreuses observations, de compléter ou de confirmer nos vues par les opinions ou les recherches de nos maîtres et de nos prédécesseurs, pour emporter la conviction ou affirmer la croyance de tous.

Nous voulons, avant de rien entreprendre, faire remarquer que la loi de transmission héréditaire par séries d'organes, et le rapport entre l'état momentané des géniteurs et la vie de leurs descendants, expliqueront bien des hérédités partielles ou des dissemblances impénétrables et donnent, d'ores et déjà, à l'étude précédente sur l'alcoolisme, une importance capitale.

SECONDE PARTIE

LA DESCENDANCE DES ALCOOLIQUES

Le mot *dégénérescence* est le terme sous lequel on range la plupart des anomalies de la vie de l'espèce. Autrefois intimement liée à l'existence supposée d'un type primitif parfait et d'une déchéance consécutive, graduelle, cette conception de la dégénérescence reconnaît maintenant comme processus intime une substitution d'atrophies partielles, aboutissant à l'amoindrissement et finalement à la stérilité. Il y a entre ces deux opinions, émises à vingt-cinq ans de distance, toute la différence qui sépare Morel (1) de Dally (2), la doctrine de la préformation de celle du transformisme, le théologien de l'anthropologiste. La dernière opinion contient la distinction entre la dégénération, c'est-à-dire le retour de l'animal ou du végétal à l'état de nature, par la perte de ce que lui avait donné la culture ou la sélection, et la dégénérescence humaine, qui, à cause de l'état pathologique, s'entend d'un *status præternaturalis* aboutissant à l'avortement. En résumé, on doit entendre par dégénérescence des altérations organiques et fonctionnelles, transmissibles par l'hérédité et aboutissant à la stérilité.

Dans la suite de notre travail, nous nous tiendrons constam-

(1) Morel, *Traité des dégénérescences de l'espèce humaine et des causes qui produisent ces variétés maladives.* Paris, 1857, p. 5.

(2) Dally, art. DÉGÉNÉRESCENCE, *in* Dict. Dechambre, tome XXVI, p. 222.

ment dans les limites de cette conception de la dégénérescence. Il est facile, du reste, de voir combien est vaste le sujet
que nous embrassons : tératologie, caractères extérieurs de
l'individu, état physique et intellectuel, rapport de l'homme
vis-à-vis des agents morbides : tout cela, nous devons l'envi-
sager succinctement, le montrer se modifiant sous l'influence
des causes dégénératives, de l'alcoolisme en particulier.

Les causes des dégénérescences sont pathologiques, toxiques, géographiques ou climatériques, sociologiques. Avec les
idées modernes sur l'étiologie de la plupart des maladies, la
conception de la diathèse, état morbide essentiellement transmissible en fait ou en tendance, perd de sa précision ; sa valeur comme cause de dégénérescence devient aussi moindre,
et, devenue une maladie générale au moment de son épanouis-
sement, elle n'arrive qu'à produire dans la descendance une
diminution de la résistance vitale, élément important mais
non capital de la dégénérescence, si elle n'aboutit pas à la stérilité. Les causes géographiques ou climatériques, quelque idée
qu'on se fasse du cosmopolitisme de la race humaine, se résument dans la difficulté d'accoutumance aux climats : le noir
s'est adapté à la longue à la vie dans les pays chauds ; le blanc
ou le jaune, dans les pays tempérés ; les produits des croise-
ments s'éteignent au bout de quelque temps, à moins d'un
retour à l'un ou l'autre type. De la même importance que les
causes climatériques sont les causes sociologiques : la sélection militaire laisse aux infirmes plus de chances de se reproduire ; la division du travail, en restreignant les limites et le
mode d'activité, fait régresser la descendance, dont le développement organique est moins intégral ; l'atrophie partielle de
tel ou tel élément est la règle ; du reste, le génie et la folie *in
radice conveniunt.* Restent comme causes de dégénérescences les causes toxiques : poisons ethniques, toxiques, alimen-
taires et professionnels.

TITRE Ier

HISTORIQUE

L'étude des dégénérescences de cause toxique a de tout temps attiré l'attention des hygiénistes, des philosophes, des médecins; mais tous n'ont pas accordé à l'abus des boissons alcooliques l'importance qu'elle mérite comme cause de dégénérescence. Les Carthaginois défendaient bien la cohabitation si le mari avait bu du vin depuis vingt-quatre heures; les Romaines devaient bien s'abstenir de liqueurs fermentées; Amyot avait bien fait l'observation que l'ivrogne n'engendre rien qui vaille. Mais, à côté de ces justes mesures restrictives, Mahomet prohibait la viande de cochon comme malsaine; et le haschisch faisait en Egypte de nombreux saints stériles, qu'adorait le public. La toxicité de certains aliments ou de poisons usuels était donc loin d'être établie, surtout au point de vue de la dégénérescence des descendants. L'un des premiers, Bertulus (1), en 1848, reconnaît pour causes de la dégénération physique et morale des peuples la paresse, le vagabondage, la mendicité, puis l'ivrognerie. On voit quel rang cet auteur assigne à l'alcoolisme; il ne semble pas se douter que toutes ces causes sont dépendantes de l'ivrognerie elle-même. En 1851, Bush (2) méconnaît encore les causes de la dégénération des

(1) Bertulus, *Sur les causes de la dégénération physique et morale du peuple des grandes villes, et des moyens d'y remédier*, in Ann. méd.-psych., 1848.

(2) Bush, *des Défauts et de la dégénération des jeunes gens dans les classes élevées de la société.* (Ann. méd.-psych., 1851, p. 136.)

jeunes gens dans les classes élevées de la société. Burdel en 1815 (1), des premiers, insiste sur l'appauvrissement de la dégénération et recommande, comme moyens de modérer les ravages de l'ivrognerie, les influences morales et la législation suédoise. Magnus Huss (2) venait du reste d'écrire son livre, qui fait époque, et Morel (3), deux ans après, produisait son *Traité des dégénérescences humaines*. Sous l'auspice de ces maîtres, la question prit une autre envergure; les discussions des sociétés savantes, des écrits spéciaux, signalèrent l'influence des intoxications sur la descendance. Nicolau-Barraquié (4), Sabatier (5), à Montpellier le prenaient comme sujets de thèse. Schlager (6), du reste, dans ses écrits sur l'hérédité, reconnaissait, et Métivié (7) démontrait la réalité de l'hérédité morbide.

C'est maintenant, et l'adoption des statistiques criminelles ainsi que l'opinion publique le montrent surabondamment, une notion courante que celle de la dégénérescence due aux intoxications. MM. Tanquerel des Planches (8), Roques (9), Le-

(1) Burdel, *de l'Ivrognerie, de ses effets désastreux sur l'homme, la famille, la société.* (*Ann. méd.-psy.*, 1855.)

(2) Magnus Huss, *Chronische Alcools Krankheiten oder Alcoolismus chronicus.* Stockholm, 1852.

(3) Morel, *loco citata.*

(4) Nicolau-Barraquié, *des Dégénérescences dans l'espèce humaine produites par l'abus des boissons alcooliques et de l'opium.* (Thèse Montpellier, 1863.)

(5) Sabatier, *Influence de l'alcoolisme sur la progéniture.* (Thèse Montpellier, 1875.

(6) Schlager, *de l'Hérédité.* (*Ann. méd.-psy.*, 1877.)

(7) Métivié, *Quelques Mots sur l'hérédité morbide.* (Thèse Paris, 1863.)

(8) Tanquerel des Planches, *in* Morel, p. 405.

(9) Roques, *des Dégénérescences héréditaires produites par l'intoxication saturnine.* (Thèse Paris, 1873.)

four (1), l'ont étendue au plomb; MM. Bourneville et Bricon (2), au sulfure de carbone; Liebermann (3), Huc (4), Ainslie (5), à l'opium; Moreau (de Tours), au haschisch (6); Tiedemann (7), au tabac.

En outre, de nouvelles notions sont nées de ces recherches: la folie héréditaire, née avec Grainger-Stewart à la statistique (8), fut reconnue comme une forme spéciale de folie, analogue à celle que créa l'alcoolisme et qu'étudiait M. Doutrebente (9). Mais, une fois l'origine première, le plus souvent toxique, de cette folie héréditaire connue, M. Magnan (10) l'étudia sous le nom plus récent de folie des dégénérés; des travaux multiples se sont fait jour alors. MM. Lanteires, Taty, Gendron, Saury, ont écrit récemment leurs thèses inaugurales sur ce sujet; les sociétés de psychologie reçoivent des communications multiples, et le fatras des manies spéciales arrive à se fondre en ce terme de folie des dégénérés. MM. Gar-

(1) Lefour, *de l'Influence du saturnisme d'origine paternelle sur le produit de la conception*. (*Gaz. Bordeaux*, 1887, p. 313.)

(2) Bourneville et Bricon, *Observation d'idiotie complète chez un descendant d'ouvrier intoxiqué par le sulfure de carbone*. (*Progrès médical*, 1886.)

(3) Liebermann, *les Fumeurs d'opium en Chine*.

(4) Huc, *l'Empire chinois*.

(5) Ainslie, *Materia indica*, art. OPIUM. Londres, 1826, t. I, p. 271.

(6) Moreau (de Tours), *du Haschisch et de l'aliénation mentale*. Paris, 1845.

(7) Tiedemann, *Geschichte des Tabaks und anderer ähnliche Genussmittel*. Francfort, 1854.

(8) Grainger-Stewart, *de la Folie héréditaire*. (*Ann. méd.-psy.*, 1854, p. 356.)

(9) Doutrebente, *Etude généalogique sur les aliénés héréditaires*, 1869, p. 369.

(10) Magnan, *Leçons sur la folie héréditaire*, 1882-1883.

nier (1), Legrand du Saulle, étudient ses rapports avec la médecine légale, et cette idée féconde de la dégénérescence par
intoxication des parents n'a fait que susciter des recherches
dont l'avenir démontrera toute l'importance. Enfin, plus près
de nous encore, en 1883, M. Kind (2) fixe, d'après ses recherches, à 11 °/₀ des idiots ceux pour lesquels l'alcoolisme des parents est intervenu seul. M. Taguet écrit deux mémoires sur
ce sujet (3). En 1886, M. Doursou publie seize cas à l'appui
de ses conclusions, qui tendent à prouver que l'insatiabilité
ébrieuse, la débilité mentale et l'idiotie, le crime et le vice,
l'épilepsie, l'hydrocéphalie et en fin de compte la stérilité, peuvent reconnaître pour cause l'alcoolisme des géniteurs. Et,
dans leurs thèses inaugurales, MM. Legrain (4), Grenier (5),
étudient la même question avec un luxe d'observations étonnant, mais surtout au point de vue symptomatique, sous les
auspices de M. Magnan.

(1) Garnier, *Anomalies du sens génésique chez les dégénérés. (Soc.*
méd.-légale, 13 juin 1887.)

(2) Kind, *de l'Influence de l'alcoolisme sur la production de l'idiotie.*
(*Allgemeine Zeitschrift für Psychiatrie,* 1883.)

(3) Taguet: 1° *Hérédité dans l'alcoolisme* (*Ann. méd.-psychologiques,*
1877); 2° *des Effets de l'alcoolisme dans l'individu et sa descendance* (*Gaz.*
Bordeaux, 1884).

(4) Legrain, *du Délire des dégénérés.* (Thèse Paris, 1886.)

(5) Grenier, *Contribution à l'étude de la descendance des alcooliques.*
(Thèse Paris, 1887.)

TITRE II

MÉCANISME DE L'ACTION DE L'ALCOOLISME
SUR LA DESCENDANCE

Nous avons établi que l'alcoolisme conduit à la dégénérescence, nous connaissons ce que c'est que cette dégénérescence dans sa formule générale ; comment l'expliquer ?

Les fonctions génératrices, dans l'ivresse, subissent un peu le sort de toutes les autres fonctions : excité lorsque les premiers effets de l'intoxication alcoolique se font sentir, l'homme est d'abord invité au plaisir de l'amour. Mais, si le coït est plus fréquent, il est vraisemblable qu'il est moins productif ; à période plus avancée, les fonctions génératrices faiblissent ainsi que toutes les autres.

Dans l'alcoolisme chronique, c'est la faiblesse ou même l'abolition de la fonction génésique : « *Baccho favente, friget Venus.* » D'après Lippich (1), l'ivrogne étouffe en germe les deux tiers des individus qu'il aurait dû procréer, et l'avortement ou les accidents de la parturition sont particulièrement fréquents et fâcheux chez les femmes qui abusent du vin, d'après Franck (2). En effet, les testicules sont souvent réduits au volume d'un pois et remontent dans l'anneau inguinal, le scrotum et la verge sont flasques, les tubes séminifères ne logent plus que des cellules granuleuses, infiltrées de graisse ; les spermatozoïdes y sont rares, les sympexions s'y voient au contraire

---

(1) Lippich, *Eléments de dipsobiostatique, ou de l'Abus des boissons spiritueuses.* Laybach, 1834.

(2) Frank, *de l'Alcoolisme et de ses effets dans le delirium tremens.* (Thèse Leipzick, 1832.)

en abondance. Chez la femme, les ovaires sont aussi petits, surtout dans leur portion sécrétante, et la menstruation, d'abord irrégulière, cesse bien avant l'âge. Les désirs amoureux, excités par des libations momentanées, diminuent vite; dans les deux sexes, l'impuissance, l'absence de sensation voluptueuse restent.

Ces altérations anatomiques ou fonctionnelles nous semblent capables de tout expliquer; l'état de vieillesse anticipée que révèle l'état des testicules, la suppression de la menstruation avant l'âge, ne sont que l'expression dernière de la souffrance des organes générateurs: ainsi les éléments essentiels de la vie du nouvel être qui naîtra de la rencontre du spermatozoïde et de l'ovule sont primitivement sécrétés, formés dans des conditions défectueuses, portant par cela même en eux des tendances morbides générales. Ensuite la segmentation du noyau vitellin ne se fera pas selon la loi ordinaire : elle aura lieu péniblement, ne se produira peut-être même pas entière, aboutira à un alanguissement général de la vitalité, à un défaut partiel de cette vitalité; c'est de là aussi que naîtront les difformités physiques et les diminutions de résistance vitale. Il existe des observations qui prouvent, avec l'évidence d'une expérience physiologique, la réalité de ces faits et de ces explications. Sabatier (1) rapporte qu'un homme sobre, intelligent et robuste paysan, passa à boire et à manger, comme on le fait dans certains villages des plateaux de l'Auvergne, les trois premières semaines de son mariage; son état resta pendant tout ce temps fort voisin de l'ébriété. Neuf mois et demi après, naquit une fille qui n'a pu apprendre à lire et à écrire, toujours de mauvaise humeur, à caractère bizarre et changeant, qui est myope et affectée de mystagmus. Dans ce même travail, on trouve des observations multiples d'individus

(1) Sabatier, Thèse Montpellier, *loco citato*.

alcoolisés, oubliant certain soir leurs principes malthusiens et procréant des enfants difformes, épileptiques, idiots.

1° *Ivresse.* — M. Demeaux (1) avait le premier, du reste, conclu que l'état d'ivresse alcoolique au moment de la conception était une cause d'épilepsie chez les enfants. M. Dehaut (2), M. Vousgier (3), avaient fourni des observations confirmatives de ces idées; M. Voisin, plus tard, écrivait que, dans douze cas d'épilepsie, il avait pu s'assurer que la conception avait eu lieu en état d'ivresse (4), et Toussenel prétend que la plupart des idiots sont des enfants créés pendant l'ivresse (5) M. Grenier (6) a récemment cité sept cas sur 188 observations. Nous pouvons donner une observation analogue.

Observation I. — M. B... (Léon), vingt-deux ans, sans profession, né et domicilié à Montpellier, entre le 16 avril 1880 à l'asile.

Le second de cinq enfants et procréé (ces renseignements intimes sont d'une exactitude absolue) dans une période de surexcitation intellectuelle intense et en état d'ivresse de la part du père, ce jeune homme a eu toute sa vie des manifestations nerveuses et des troubles nutritifs accusés. D'un à deux ans, le hoquet était très-fréquent; vers six ans, glandes au cou, expuitions sanguines, troubles gastro-intestinaux; névralgies et céphalées intolérables vers dix ans; toux et signes de tuberculose plus tard. D'une santé très-délicate de par ces maux successifs, B.... n'a jamais eu, en outre, l'intelligence bien ouverte; il avait cependant quelques notions élémentaires. Un coup de pied de mule reçu sur la nuque à l'âge de trois ans ne paraît pas avoir eu d'influence sur le développement de cet état intellectuel.

(1) Demeaux. (Ac. sciences, 1er nov. 1860.)

(2) Dehaut. (Ac. sciences, 29 octobre 1861.)

(3) Vousgier. (Ac. sciences, 10 décembre 1861.)

(4) Voisin, art. EPILEPSIE, Dict. Jaccoud (?)

(5) Toussenel, cité par Kind, *loco citato*.

(6) Grenier, *Contribution à l'étude de la descendance des alcooliques.* (Thèse Paris, 1887.)

À treize ans, les céphalées lui interdisirent tout travail intellectuel ; les punitions de ses maîtres n'étaient du reste pas faites pour les faire cesser. A seize ans, parurent des vertiges épileptiformes et une exophthalmie du côté gauche, puis de grandes attaques avec affaiblissement visuel et perte progressive de la vue de l'œil gauche ; les douleurs de tête pariétales continuaient. Ces troubles nerveux portèrent vite une profonde atteinte à l'intelligence : elle devint paresseuse, s'affaiblit ; le caractère devint irritable ; il cherchait querelle aux siens, cassant, brisant, ne connaissant aucun frein ; hypochondriaque, il avait parfois peur de mourir, il se tâtait le pouls. Enfin il prit l'habitude de sortir, se coucha tard, roulant en ville, buvant beaucoup, dépensant au jeu ou avec les femmes l'argent qu'il dérobait à sa mère. On dut l'interner.

A son entrée dans l'asile, son état psychique était constitué par de la démence entée sur une idiotie incomplète : prostré, marchant difficilement à cause de douleurs dans les reins et les jambes, il n'avait pas conscience de sa situation, mais était irritable et ne pouvait souffrir la moindre taquinerie. Tel est encore ce malade ; hypochondriaque, égoïste, peu sociable, il ne connaît les gens que pour le bien-être qu'ils peuvent lui procurer. Il est toujours sujet aux vertiges ou aux grandes attaques épileptiformes : l'aura part du doigt comme un serpent qui l'enlacerait en remontant le long du bras ; arrivé à l'épaule, il y a chute et perte de connaissance ; la compression de la radiale gauche supprime la sensation d'aura annonçant l'attaque.

Mesurant 1m62, les proportions bien gardées, mais la poitrine étroite et le dos voussé, les membres graciles, la force augmentée à gauche (53), bien qu'il n'y ait pas gaucherie, B.... a le crâne petit, aplati en arrière, bombé latéralement ; la bosse frontale gauche est aplatie, la suture sagittale et les sutures pariétales ne sont pas complétement consolidées ; le nez est déjeté à gauche, l'os malaire droit est plus petit et moins saillant, il y a prognatisme de la mâchoire supérieure. L'œil droit, en strabisme divergent, ne voit que du côté externe de la rétine ; le gauche est en exorbitisme et absolument nul pour la vision ; les pupilles sont dilatées. Le cœur est émotif, l'artère radiale droite bat moins fréquemment, a une ondée moins volumineuse que la gauche. Rien aux viscères ; les réflexes tendineux sont abolis aux genoux, conservés ailleurs.

Le père, vif, original, excentrique, avait plusieurs ménages et plusieurs enfants dans chacun. Adonné aux boissons alcooliques, il s'abstenait de cohabitation lorsqu'il était en état d'ivresse ; de sorte que ses autres enfants ne sont pas tarés sous ce rapport comme l'est le suje tde l'observation. Il mourut à soixante-six ans d'une pneumonie. Le grand-père mourut à quarante-cinq ans, d'accident ; la grand'mère à quatre-vingt un ans, dans la démence sénile. Un oncle mourut d'accès pernicieux, une tante est bien portante.

La mère, fille unique, très-nerveuse et violente, est détraquée et mange tout son avoir sans préoccupation du lendemain. Le grand-père mourut à trente ans de dysenterie ; la grand'mère, à trente-cinq ans, de la rupture d'un anévrysme.

Trois frères morts : l'un à trois ans, d'accidents pulmonaires ; l'autre à deux ans, du croup ; le troisième, mort-né. Deux sœurs, l'aînée et la plus jeune de la famille, bien portantes.

Cette influence de l'état d'ivresse, qui n'avait pas échappé à Esquirol, Seguin, Morel, Lucas, est aujourd'hui acceptée, et Déjerine (1) écrit : « Quelque délicat et difficile que soit ce genre de recherches, nous possédons cependant aujourd'hui un assez grand nombre de faits démontrant qu'une perversion passagère de l'état cérébral, quelle qu'en soit la cause, peut imprimer au nouvel être, conçu dans ces conditions, une modification spéciale, qui se traduira plus tard par des symptômes divers, analogues à ceux que l'on rencontre chez les vrais héréditaires, c'est-à-dire chez ceux dont les générateurs sont atteints de troubles permanents dans le fonctionnement du système nerveux. »

2° *Alcoolisme chronique.* — En dehors de l'ivresse, l'alcoolisme chronique suffit à lui seul pour amener la dégénérescence. Magnus Huss (2) rapporte aux fécondations accidentelles dont sont capables certains alcooliques, sous l'influence

(1) Déjerine, *de l'Hérédité dans les maladies du système nerveux.*
(2) Magnus Huss, *loco citato.*

d'une libation peu accentuée, la plupart de ces avortons physiques et intellectuels qui, par leur nombre croissant, lui ont fait établir le fait de la diminution de la stature des Suédois. Ludwig Dahl (1) pense, de son côté, que le grand nombre d'idiots que l'on rencontre en Norwége provient de l'usage abusif de l'eau-de-vie, en particulier chez le père, mais aussi chez la mère pendant la grossesse. M. Contesse (2) établit aussi par de nombreuses observations probantes cette influence de l'abus habituel des boissons sur la descendance. M. H. Martin (3), étudiant les épileptiques de son service à la Salpêtrière, reconnaît l'alcoolisme des parents plus de 60 fois sur 100. Dans le cours de ce travail, nous serons assez heureux pour produire des observations multiples qui appuieront, après beaucoup d'autres, cette opinion d'une importance majeure. Enfin la cessation des excès alcooliques amène dans la succession des produits des retours à l'état normal tels que l'incrédulité en matière d'influence morbide de l'alcoolisme n'est plus de mise. Comme Sabatier, nous pouvons citer un fait personnel dans lequel cet effet de la suspension est très-net, tandis que persiste l'influence nocive sur la seconde génération.

Observation II. — Il existe dans un hameau du Cantal, à quelques kilomètres de Murat, une famille dans laquelle l'alcoolisme a produit des effets remarquables. Un paysan peu aisé, intempérant mais sans excès considérables, venu du reste à un âge fort avancé, épouse une femme robuste, comme le sont les Auvergnats en général ; de ce mariage naissent plusieurs enfants, dont l'histoire pathologique est négative, mais aussi une fille qui, dès l'âge de quatorze ans, on ignore

(1) Ludwig Dahl (cité par Kind), *loco citato.*

(2) Contesse, *Etudes sur l'alcoolisme et sur l'étiologie de la paralysie générale.* (Thèse Paris, 1862.)

(3) H. Martin, *de l'Alcoolisme des parents comme cause d'épilepsie chez leurs descendants.* (*Ann. méd.-psych.*, 1879, p. 48.)

sous quelle influence, se met à boire l'eau-de-vie tout comme un homme
et bien mieux que nombre d'Auvergnats. Peu à peu, ses affections diminuent ; elle recherche les jeunes gens pour s'enivrer avec eux et non
dans un but lubrique, et cependant elle continue son pénible travail,
sans que le lendemain il paraisse rien de ses orgies de la veille. A vingt-
cinq ans, elle abandonne sa famille pour suivre un veuf, possesseur de
quelques lopins de terre, dont la valeur est absorbée en nature d'alcools au bout de quelques mois. A ce moment, la mère, après plusieurs
tentatives avortées, se suicide par pendaison du chagrin de voir sa fille
dans la voie de l'alcoolisme.

De quelques mois alors la fille ne boit pas. Sur onze enfants qu'a
eus cette femme, deux sont nés pendant ce temps de répit, et vivent
encore, nous verrons comment ; des neuf autres, une seule, l'aînée, vit
en parfaite idiote, incapable même de garder l'unique vache qui constitue le bien de la maison, de petite taille, rabougrie, parlant par monosyllabes. Parmi les huit autres, nous en avons vu une vivante, encore
plus déchue que son aînée, sujette à des attaques d'épilepsie, les jambes torses, morte à vingt-huit ans, d'une taille ne dépassant pas 1 m. 20 ;
les sept autres étaient morts en bas âge de convulsions ou emportés
par les plus petites maladies.

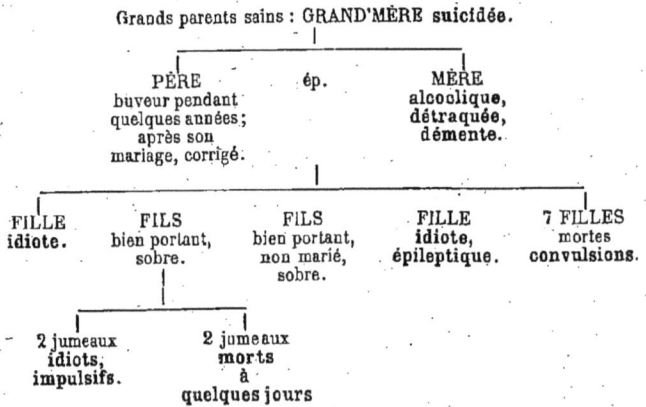

Grands parents sains : GRAND'MÈRE suicidée.

PÈRE buveur pendant quelques années ; après son mariage, corrigé.	ép.	MÈRE alcoolique, détraquée, démente.

FILLE idiote.	FILS bien portant, sobre.	FILS bien portant, non marié, sobre.	FILLE idiote, épileptique.	7 FILLES mortes convulsions.

2 jumeaux idiots, impulsifs.	2 jumeaux morts à quelques jours

Deux enfants mâles, nés pendant que les excès étaient suspendus ou
beaucoup moins intenses, vivent grands, élancés, d'aspect solide, mais

la poitrine étroite, exploitant misérablement des domaines qu'ils affermment; l'un d'eux, marié à une vigoureuse femme, en a eu quatre enfants en deux couches. Les deux premiers jumeaux, âgés de six ans, ne savent pas encore parler; ils ont des instincts mauvais, se précipitent sur vous en vous mordant, si vous tentez de pénétrer dans leur maison, ou bien soufflent en bavant, le cou tendu comme les oies, lorsqu'on passe à portée d'eux. Les deux derniers jumeaux, nés maigres et difformes, sont morts quelques heures après. L'autre fils n'est pas marié.

Qu'il soit accidentel, qu'il soit habituel, l'alcoolisme a donc des résultats fâcheux sur la descendance.

Lequel des deux procréateurs apporte le plus dans la dégénérescence? Certainement l'homme, de par la violence de ses passions, son genre de vie, est, plus que la femme, enclin à boire avec excès; mais il est aussi à remarquer qu'il apporte dans l'acte de la conception une bien moins grande part. L'apport de la force qui donnera à l'ovule son activité vivante n'est que d'un moment; l'élaboration de l'élément spermatozoïde demande quelques heures ou quelques jours; puis l'homme s'en sépare et ne peut continuer à lui apporter le contingent de son intoxication.

Chez la femme, nos mœurs et les qualités natives de ce sexe sont telles, qu'elle s'adonne moins souvent à l'alcoolisme. Mais par contre, lorsqu'elle boit, avec quelle persistance et quelle intensité ne le fait-elle pas! Tous les prétextes lui sont connus, toutes les exhortations pour l'en dissuader sont vaines; elle continue à satisfaire sa passion. Dipsomanie, hystérie ou perversion morale, la cause importe peu; le fait est suffisant pour expliquer la violence de la dégénérescence. En effet, outre la formation de l'ovule, qui est le but de la vie génitale de la femme, il y a après la copulation des éléments constitutifs du nouvel être, la nutrition de cet être, qui incombe à la femme; et chacun sait combien l'embryon emprunte à la mère.

Par endosmose, l'embryon s'assimile des liquides nourriciers qui contiennent alors des traces d'alcool en nature; il en devient imprégné tout le temps de la vie intra-utérine, depuis la segmentation de l'ovule jusqu'à son expulsion de l'utérus. Quoi d'étonnant que la vitalité soit affaiblie, elle qui, dès l'abord, a dû lutter contre cette cause morbide; que des difformités existent, puisque les tendances vitales sont incessamment contrariées ; que dans la vie extra-utérine, enfin, chaque cause aggressive ébranle de plus en plus cet échafaudage branlant, que les micro-organismes des épidémies menacent de le jeter bas, que les conventions sociales dont est faite la vie des hommes donnent lieu à des réactions intempestives, dans lesquelles sombre la raison ?

L'importance intrinsèque de l'alcoolisme maternel est donc de beaucoup supérieure à celle du père ; mais cet alcoolisme paternel, par sa fréquence, prend une importance numérique considérable. Ce seront nos conclusions.

TITRE III

EFFETS DE L'ACOOLISME SUR LA PROGÉNITURE

Comment se traduit l'influence de l'alcoolisme des parents sur la descendance ? Cette influence funeste de l'alcool porte, chez les enfants, à la fois sur le corps et sur l'esprit, se manifeste dans l'état hygide et dans les états morbides ; il n'est pas de système, pas d'organe qui, à proprement parler, échappe à cette influence ancestrale. A tout âge, le descendant d'alcooliques est susceptible de subir ses effets latents jusque-là.

Morel (1) établit deux classes d'êtres dégénérés :

(1) Morel, *loco citato*, p. 139.

Les premiers sont frappés d'un arrêt congénial de développement; ils naissent imbéciles ou idiots.

Les seconds ne vivent intellectuellement qu'un temps limité; ils ont des époques critiques qui ne sont que trop souvent le signal de dégénérescences ultérieures irrémédiables.

Mais il n'y a pas que la quantité d'intelligence ou d'intégrité corporelle qui soit atteinte. La qualité est aussi influencée. M. Taguet (1) dépeint ainsi les dégénérés dont la qualité intellectuelle a supporté les effets principaux de l'alcoolisme ancestral : « Les enfants des ivrognes, perroquets polyglottes, enfants précoces, météores d'un jour, deviennent, au fur et à mesure que le raisonnement devient indispensable à l'étude, des êtres inutiles, joignant à leur nullité un orgueil qui n'a d'égal que leur ignorance, se croyant aptes à tout et n'étant capables de rien. Un certain nombre finissent par la police correctionnelle ou les assises. Étonné d'une dépravation si précoce, on cherche, on interroge, et le plus souvent on arrive à saisir l'hérédité alcoolique. D'autres appartiennent à cette catégorie d'individus que le bon sens public a flétris du nom de crevés ou de gommeux. C'est la grande classe des imbéciles à prétentions, excentriques dans leur tenue, comme dans leurs actes. »

Les effets de l'alcoolisme sur la descendance sont donc généraux et se manifestent par une diminution en quantité et en qualité de la plupart des organes. Pour étudier de plus près la question, nous allons prendre une à une chacune de ces manifestations.

(1) Taguet, *de l'Hérédité dans l'alcoolisme*. (Ann. méd.-psych., 1877, p. 16.)

CHAPITRE PREMIER

Effets de l'alcoolisme sur le corps et l'état de santé des descendants

Les altérations amoindrissantes, les atrophies partielles, sont le propre de l'alcoolisme; nous trouverons les difformités originelles, les diminutions locales ou générales de vitalité, parmi les effets de l'alcoolisme portant sur le corps entier.

§ A. **Difformités.** — Dans les archives de la Salpêtrière, et disséminés dans les auteurs, on trouve quelques cas tératologiques résolûment imputés à l'alcoolisme ancestral. Une ectromélie unilatérale avec rein unique, inclusion de la verge, cloaque vésico-rectal et tumeur du périnée, a été récemment publiée par MM. Bourneville et Bricon (1), comme résultant de l'ivrognerie du grand-père maternel; un frère de ce monstre, à trente mois, ne savait du reste pas parler. M. Boutier (2) a cité aussi un cas d'idiotie consécutive à une atrophie simple des circonvolutions cérébrales chez lequel on retrouvait, parmi les ascendants, un père absinthé, un grand-père et un aïeul alcooliques. MM. Bourneville et Leflaive (3) citent encore une idiotie consécutive à l'hydrocéphalie qui compte dans son ascendance une grand'mère et un grand-père alcooliques. Enfin MM. Bricon et Dauge (4) font remonter à un père absinthique

(1) Bourneville et Bricon, *Recherches cliniques et thérapeutiques sur l'épilepsie, l'hystérie et l'idiotie*, 1887, p. 195.

(2) Boutier, *ibid.*, 1884, p. 140.

(3) Bourneville et Leflaive, *ibid.*, 1884, p. 111.

(4) Dauge et Bricon, *ibid.*, 1883, p. 110.

une épilepsie idiopathique avec rachitisme et exostoses multiples et symétriques. Mais, par contre, la plupart des observations de monstres dont foisonnent les journaux médicaux sont
muettes sur leur étiologie.

Nous croyons avoir été les premiers, M. le professeur agrégé
Mairet et moi (1), à démontrer expérimentalement la valeur du
facteur alcoolisme comme causes de difformités. L'importance
de nos expériences n'a pas besoin du reste d'être démontrée ;
nous avons hâte de les livrer au jugement et à l'appréciation
du monde savant.

Expérience I. — Une chienne pesant 29 kilogr., de race épagneul,
intelligente, venant de chez l'équarisseur, pleine de six semaines, commence le 8 février 1887 à prendre par la sonde œsophagienne 2 gr.
d'absinthe de débit par kilogr. du poids de son corps (l'alcool est calculé ramené à 100°). L'ivresse est presque immédiate.

Le 14 février, on donne 3 gr. par kilogr. et par jour, sans que l'ivresse
prenne d'autres caractères, sans troubles de nutrition.

Le 18 février, on donne 4 gr. Trois jours après, elle pèse 32 kilogr.

Le 2 mars, 33 kilogr. A peine sortie de l'ivresse que lui a procurée
la prise d'alcool du matin, la chienne met bas quatre chiens en deux
heures ; le quatrième est mort-né et les enveloppes de l'œuf sont comme
putréfiées.

Le 3 mars, près de trente-six heures après, deux autres chiens sont
nés ; amaigris, chétifs, sans graisse dans le tissu cellulaire sous-cutané ;
ils n'ont pas respiré.

Deux chiens et une petite chienne vivent, grandissent difficilement,
la chienne venant beaucoup moins grande que les deux frères ; le plus
beau des chiens n'a actuellement qu'un testicule, descendu dans les
bourses ; leur intelligence à tous n'est pas à la hauteur de celle de la
mère. Peu intelligente, paresseuse, timide, gourmande, disgracieuse
dans ses mouvements, la tête de forme bâtarde, la chienne n'a pas le
moindre odorat.

(1) Mairet et Combemale. (Ac. sciences, 13 février 1888.)

Exp. II. — Une chienne, fille de la chienne précédente, adoptée dans l'asile, se nourrit bien, a eu à six mois la maladie et a, à cette occasion, beaucoup toussé. Les 21-25 octobre, au moment de son rut, elle est saillie à plusieurs reprises par un chien braque, vigoureux et intelligent, bien conformé, connu de nous depuis quatre ans. Le 25 décembre 1887, après une gestation pendant laquelle elle s'est montrée de plus en plus paresseuse, vorace et sale, elle a une hémorrhagie de quelques cuillerées de sang ; en dix heures, au milieu d'une odeur fétide des membranes, elle met bas deux chiens et une chienne.

Le premier n'offre pas d'anomalies apparentes ; il vit encore, mais est chétif, le ventre gros ; son arrière-train est atrophié.

Le second meurt le 9 janvier 1888, après quelques jours d'une hyperesthésie cutanée notable, tétant peu. A l'autopsie, nous trouvons les intestins lavés comme dans l'athrepsie, les poumons remplis jusqu'au larynx de spume aérée avec quelques noyaux atélectasiques, les os du crâne plus durs que ceux des chiens de cet âge ; enfin le trou de Botal n'est pas oblitéré.

Le troisième chien est trouvé mort au chenil le lendemain de la mise bas. Il existe des anomalies de développement multiples ; la queue est recourbée en arc de cercle à sinus inférieur dans son tiers antérieur, par raccourcissement des muscles qui s'insèrent à cet endroit, peut-être aussi par ankylose des vertèbres. Le pied droit antérieur est en varus ; une cicatrice cutanée à laquelle pend encore une adhérence se remarque allant des orteils au coude ; quelques orteils de cette patte sont atrophiées. Le cœur est déplacé à droite en totalité. Enfin la voûte palatine a ses deux tiers postérieurs béants, et le vomer se voit par la fente : il y a gueule de loup.

Exp. III. — Du 25 juillet au 1er août, un chien est laissé dans le même chenil qu'une chienne nullipare, en rut et dans un état de santé florissant ; 12 kilogr. Depuis six mois et demi, le mâle est intoxiqué avec de l'absinthe Pernod calculée à 100°, jusqu'à 10 gr. par jour et par kilogr. ; il sortait à peine d'un second accès d'abrutissement de plusieurs jours de durée et avait déjà beaucoup perdu de son intelligence de par son intoxication, lorsqu'il approche de la chienne.

Le 24 septembre 1887, naissent 12 petits chiens : 7 mâles, 5 femelles, 2 sont morts-nés (la docimasie pulmonaire montre qu'ils n'ont pas respiré ; crâne bombé en haut, rien d'apparent à l'encéphale).

Dès le 8 octobre, la femelle se tient moins au chenil, veut manger autre chose que la soupe ordinaire ; le froid est assez vif.

Le 9 octobre, deux chiens succombent à la pneumonie lobaire. A l'autopsie, blocs pneumoniques ; l'un d'eux a une différence de poids d'un gramme entre chaque hémisphère cérébral ; les sutures crâniennes ne sont pas complètes.

Le 23 octobre, un mâle meurt d'accident, étouffé sous la paille où il s'était blotti. Poumons congestionnés ; rien d'anormal au crâne ou à l'encéphale.

Le 27 octobre, meurt une femelle d'assez belle venue : les intestins et l'estomac sont remplis d'oxyures, les autres organes sont intacts ; dans la boîte crânienne sutures complètes, os plus épais que normalement, la dure-mère au niveau des sutures est pincée. Deux autres chiens sont malades.

Le 28 octobre, mort d'un mâle par entérite vermineuse et secousses épileptoïdes généralisées ; à l'encéphale, l'hémisphère gauche est plus pesant de quelques décigrammes, la dure-mère est adhérente avec le crâne ; les sutures ne sont pas aussi solidement jointes que chez le précédent ; congestion pulmonaire.

Le 29 octobre, mort d'une femelle, chétive, malingre, profitant peu, ayant déjà mis dix dents. A l'autopsie, mêmes vers intestinaux nombreux, égalité de poids des deux hémisphères, sutures engrenées et emprisonnant la dure-mère, congestion des méninges ; rien aux autres organes.

Au 5 novembre, restent quatre petits chiens bien portants, dégourdis, à poils lisses, fatiguant de moins en moins la mère qui les nourrit ; ils se nourrissent de soupe et de viande.

Le 9 novembre, meurt une petite chienne : poids 720 grammes ; encéphale 45 grammes, l'hémisphère droit est moins pesant de quelques décigrammes ; crâne normal, coagulum dans le sinus longitudinal supérieur ; cœur volumineux sans altération endocardique ; poumons congestionnés, suffusions par places ; foie graisseux, reins normaux, intestins remplis d'entozoaires.

Le 22 novembre, meurt une chienne, du poids de 1,030 grammes ; entozoaires intestinaux nombreux ; foie marbré, 65 gr. ; encéphale, 47 gr. ; hémisphères égaux en poids ; os crâniens congestionnés ; rien aux méninges.

Le 24 novembre meurt une autre chienne, 940 grammes. Entozoaires dans les intestins et l'estomac, formant parfois un bouchon ; foie marbré, reins congestionnés dans leur substance centrale, rate en bouillie. Encéphale, 50 gr. ; moitié gauche vivement irriguée dans les méninges, grosses veines dans les sinus longitudinal supérieur et latéral de ce côté. Malgré le soin avec lequel on fait les coupes, l'hémisphère gauche pèse manifestement près d'un gramme de moins que le droit ; nombreux et vastes points hémorrhagiques dans les deux poumons et dans le cœur sous l'endocarde.

Restait un seul chien mâle, bourru, noir, bien portant, alerte, le ventre un peu tendu. Le 30 novembre, ce dernier chien meurt, amaigri rapidement, refusant de manger, le poil hirsute, le ventre tendu ; on avait donné 1 gr. semen contra contre les entozoaires ; mais vomissement et fèces, et mort quinze heures après. A l'autopsie, le cerveau pèse 52 grammes, l'hémisphère du côté gauche 2 grammes de moins que le droit, les sinus veineux du crâne sont beaucoup plus développés du côté gauche. Dans le poumon, quatre tubercules crus disséminés à la surface, gros comme de fortes lentilles. Le cœur est intact, n'offre macroscopiquement rien d'anormal. Le foie est marbré par endroits. Dans le péritoine, se trouve un épanchement sanguinolent et purulent mal lié, contenant des bacilles de la tuberculose ; le mésentère est vivement enflammé, les ganglions mésentériques sont gros, volumineux ; sur le duodénum, la tunique externe est vivement attaquée par l'inflammation, et dans la lumière de l'intestin à ce niveau l'inflammation se retrouve violente. Les reins sont irrités, comme un peu dégénérés. Amaigrissement considérable.

En résumé, une chienne alcoolisée à doses rapidement progressives, jusqu'à 6 gr. d'absinthe de débit par jour et par kilogr. de son poids pendant les vingt-trois derniers jour de sa gestation, met au monde six chiens, trois morts-nés, un autre monorchide, deux autres de santé et d'intelligence faibles. Une chienne de cette portée met bas à son tour trois chiens : l'un meurt à l'âge de quinze jours, d'accumulations de mucosités bronchiques dans les poumons, et présente une persistance du trou de Botal fort nette; l'aîné est bien portant; le troisième, après avoir respiré quelques minutes, meurt accidentellement; il est porteur d'un varus, sa queue était maintenue recourbée vers son milieu par un muscle latéral raccourci, enfin il offrait une gueule de loup. D'un autre côté, un chien soumis depuis six mois à l'intoxication par l'absinthe Pernod à doses excessives a donné d'une chienne saine douze petits, chez lesquels quatre à leur mort avaient un hémisphère cérébral dont le poids l'emportait de 1/20 environ sur l'autre.

L'observation se montre donc d'accord avec l'expérimentation pour donner des preuves de l'influence de l'alcoolisme sur la production des monstres. Loin de nous la pensée de vouloir faire remonter à l'alcoolisme l'origine de toutes les anomalies. Il existe beaucoup d'autres causes de malformations; dans notre étude de l'hérédité en général nous avons indiqué quelques-unes de ces causes; en outre, nous pourrions citer MM. Ollivier (1), Troisier (2), qui, recherchant la pathogénie de certains vices de conformation, ont trouvé des apoplectiques dans l'ascendance des épileptiques. Mais l'alcoolisme paraît dorénavant devoir entrer en sérieuse ligne de compte dans l'étiologie des malformations. Quoi de plus naturel, du reste, que ces écarts dans le processus normal du fait de l'alcoolisme? N'avons-nous pas considéré comme la caractéristique de la dégénérescence les processus atrophiques partiels? Et l'alcool n'est-il pas le génie de la dégénérescence, comme l'a dit Dickinson?

§ B. **Caractères extérieurs de l'individu.** — L'atrophie, ce caractère essentiel de la dégénérescence agissante chez les descendants d'alcooliques, peut porter son effort sur

(1) Ollivier, *sur la Pathogénie des vices de conformation.* (*Bull. Soc. anthropologie* 1870, p. 150.)

(2) Troisier, *Note sur l'état de la moelle épinière dans un cas d'hémitérie unithoracique.* (*Archives physiol.*, 1874, p. 72.)

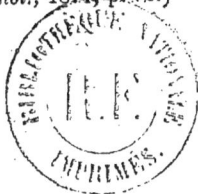

les différents systèmes, sur l'ensemble du corps par exemple, et réduire la stature de toute une famille ; la musculature, elle aussi, peut être diminuée ; on trouvera épars dans nos observations de ces faits signalés. Enfin cet ensemble de conditions organiques accessibles à la vue qui font dire d'un individu qu'il se trouve à même de lutter pour l'existence, ce résultat de la résistance de chacun des organes en particulier vis-à-vis des causes morbides, qui s'exprime par un habitus particulier, l'air de santé en un mot, est le plus souvent absent ; la pâleur du visage, l'absence de poils, l'indécision de couleur des cheveux, la gracilité des membres, la mollesse des tissus, sont encore de ces caractères de dégénéré. Pour être complet, nous citerons les signes physiques que donne Legrain (1), d'après Magnan :

Extrémité céphalique. — Difformités crâniennes portant sur la totalité du crâne : hydrocéphalie, microcéphalie.— Difformités crâniennes avec asymétrie : plagiocéphalie, acrocéphalie, proéminence exagérée d'une bosse frontale...., etc. — Implantation vicieuse des cheveux ; vitiligo.

Strabisme, pupilles ovalaires, à axe convergent vers la racine du nez ; implantation anormale des vaisseaux sur la papille (Magnan).

Grandes oreilles détachées de la tête, avec ou sans sessilité du lobule ; atrophie ou disparition du pavillon de l'oreille.

Asymétrie faciale, à laquelle, d'après Wohlrab (2), il faut joindre la parésie unilatérale du facial ; prognatisme des mâchoires ; implantation vicieuse des dents. — Bec-de-lièvre, avec ou sans perforation de la voûte palatine. Voûte palatine ogivale.

(1) Legrain, *loco citato*, p. 4.
(2) Wohlrab, *Névropathies héréditaires et signes physiques de dégénérescence.* (*Archiv der Heilkund an.*, in *Ann. méd.-psych.*, 1874, p. 461.)

Thorax, abdomen et membres supérieurs. — Développement inégal des deux moitiés du corps. Hernie congénitale. Développement exagéré des glandes mammaires chez l'homme. Polydactylie, doigts palmés, main bot.

Bassin et organes génitaux. — Bassin féminin chez l'homme ; anomalie des organes génitaux ; hermaphrodisme, atrophie de la verge ; épispadias et hypospadias ; atrophie des testicules et stérilité.

Membres inférieurs. — Pied bot, polydactylie.

L'observation suivante nous montre un ensemble de la modification que peut subir la taille des dégénérés alcooliques. Nous y voyons sept cousins ou cousines, descendant au deuxième degré d'un alcoolique, présenter une petite taille.

Observation III. — Mme C..., épouse P..., âgée de vingt-six ans, née et domiciliée à Ferrals (Hérault), entre d'office à l'asile pour la première fois le 9 juin 1886, pour la seconde fois le 29 janvier 1887.

Moyennement intelligente, elle a été susceptible d'une certaine instruction, mais a surtout fait une bonne travailleuse, une ménagère économe ; tout entière à sa maison, elle s'occupait peu de religion ou de la rue. D'une sensibilité morale exagérée, elle avait pour les siens une affection marquée.

A l'âge de quatre mois, elle eut à l'aine une tumeur liquide innommée, qui disparut à la suite d'une simple ponction. Son enfance se passa sans secousses, sans maladies sérieuses, sans convulsions.

Réglée pour la première fois à dix-huit ans, elle voyait venir très-régulièrement ses menstrues, dont le sang était du reste fort noir et l'abondance variable. Il y avait souvent ballonnement du ventre et douleur lombaires. Mariée vers vingt ans, elle eut peu après son mariage un premier enfant, mort à vingt-neuf mois, dont la perte lui fut très-sensible. Un autre enfant, une fillette, naquit ensuite. A vingt ans, fit une chute sur le dos, peut-être sur la tête, d'une hauteur de 4 mètres, sans suites immédiates.

Enfin, le 22 février 1886, elle accoucha de deux jumeaux, qui moururent au bout de huit à quinze jours sans avoir pris le sein ; les eaux avaient été très-abondantes, et l'œdème intermittent du ventre et des jambes, qui avait marqué sa grossesse, disparut subitement. Il est resté de cet accouchement, d'après un spécialiste de l'endroit, une inversion utérine.

Dans les premiers jours de mai, le mari s'aperçut que Mme P... parlait plus que coutume ; à la fin du mois, l'aliénation mentale avait tous ses caractères : égarement, agitation intense ; cris, danses, parlotage et volubilité de la parole, menaces, bris de meubles, déchirage, blasphèmes, jurons ; perte des sentiments affectifs vis-à-vis de sa famille, perversions sensorielles de l'ouïe, de la vue, très-fugaces, surtout faux jugements et illusions.

C'est dans cet état qu'elle entre pour la première fois à l'asile : c'est un délire généralisé, à forme maniaque, avec agitation très-intense et sans détermination délirante ; la physionomie indique l'incohérence des idées avec une légère teinte de tristesse ; les yeux brillants et battus, les lèvres fuligineuses, le teint animé, le front un peu chaud ; elle est sans cesse en mouvement, mais piétine sur place, sans avoir l'agitation à grande envergure des maniaques francs.

En effet, au bout de quelques jours, cette malade était devenue stupide, ses membres conservant l'attitude qu'on leur donnait pendant un long temps ou bien obéissant lourdement aux lois de la pesanteur ; elle perçoit la douleur, mais n'a comme réflexe que des pleurs ; l'excitabilité musculaire est notable, le réflexe tendineux est aboli.

Après quelques alternatives d'agitation et de dépression, elle tombe dans une stupeur plus profonde encore. Mais, l'alimentation se faisant régulièrement, la malade gagne un peu physiquement, son poids augmente, l'hémoglobine aussi ; les globules blancs diminuent. Son mari la réclame et elle sort après trois mois de séjour à l'asile.

En janvier 1887, on l'amène de nouveau : la stupeur a été émaillée de quelques moments d'agitation pendant lesquels elle s'évadait, taquinait sa famille ; mais on la traitait comme une enfant, on la faisait manger, on l'habillait. Immobile, gâteuse, laissant écouler sa salive, elle était sans initiative et un embarras pour sa famille ; cependant son enfant arrivait à la faire sourire. Elle est restée telle à l'asile depuis lors ; stupeur plus au moins intense, qu'éclaire un sourire érotique par instants, ou bien agitation légère et sur place, tics, grimaces à la manière des imbéciles pendant quelques heures, deux jours au plus.

De très-petite taille, gracile des muscles et des os, la poitrine étroite dans le haut, les seins flasques, le ventre ridé par de nombreuses vergetures, cette femme a la peau brune, glabre, un peu huileuse. La face petite, mais en rapport avec le développement du corps, est légèrement prognathe et moins développée à droite qu'à gauche; le front est normal, mais le diamètre antéro-postérieur du crâne est allongé; les dents sont normalement implantées; les deux moitiés de corps sont symétriques et égales en volume; il n'y a pas de goître. Les viscères abdominaux et thoraciques ne présentent rien d'anormal ou de pathologique, excepté le foie, dont la matité se confond à gauche avec celle de la rate, pour donner un son mat, de 12 cent. de hauteur sur la ligne mamelonnaire. La menstruation est irrégulière, retarde de cinq jours environ à chaque période. La nutrition se fait normalement, moins bien cependant que son état de stupeur et les soins dont elle est l'objet le comporteraient. Aux excitants physiques, elle a des réactions exagérées, comme l'indique une maladie à caractère typhique qu'elle fit à la suite de quelques draps mouillés. C'est un avorton physique et mental, dépourvu de spontanéité nutritive.

Elle a pour père un homme actuellement âgé de soixante ans, bien portant, de taille moyenne, sans grande intelligence, mais buveur de vin et méchant lorsqu'il est ivre. Il souffre beaucoup de la tête à la suite de ses excès, qui datent du temps où il a commencé à se connaître; il est, du reste, le fils d'un alcoolique impénitent, qui mourut à cinquante-sept ans d'un refroidissement contracté alors qu'il était pris de vin, et d'une femme morte à soixante-dix-neuf ans, rabougrie, cardiaque, sénile. Une tante paternelle, âgée de quarante-deux ans, est migraineuse, bien portante, a quatre enfants tous petits de taille, peu intelligents, cultivateurs. Une tante paternelle mourut à dix-huit ans. Un oncle paternel, sourd de naissance, se livre aussi impunément à la boisson depuis son adolescence.

La mère, âgée de cinquante ans, a vu disparaître avec la ménopause une tumeur abdominale. Suivant l'exemple de son mari, elle se livre à la boisson; susceptible en tout temps, elle devient, sous l'influence du vin, d'une méchanceté inconcevable. Le grand-père mourut à trente-sept ans, d'une maladie aiguë de poitrine. La grand'mère, usée par le travail, succomba à soixante-douze ans à une pleurésie; elle avait eu

7

deux frères buveurs effrénés depuis leur adolescence, qui chacun perdirent leur fille, fille-mère, des suites de l'accouchement, et une sœur bien portante, elle et ses descendants. Le bisaïeul, père de tous ces alcooliques, était lui-même un buveur émérite, souvent ivre.

Mme P... a eu cinq frères ou sœurs, l'un mort à six mois, l'autre à deux ans ; deux sœurs vivent bien portantes, de petite taille, mères d'enfants chétifs et malingres. De quatre enfants en trois couches, la malade n'en a plus qu'un, fort robuste, mais en retard pour parler.

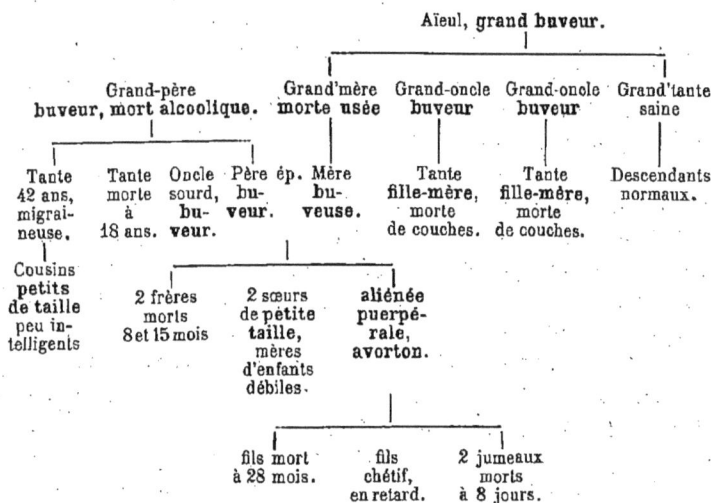

Aïeul, grand buveur.

Grand-père buveur, mort alcoolique.	Grand'mère morte usée	Grand-oncle buveur	Grand-oncle buveur	Grand'tante saine

Tante 42 ans, migraineuse.	Tante morte à 18 ans.	Oncle sourd, buveur.	Père ép. buveur.	Mère buveuse.	Tante fille-mère, morte de couches.	Tante fille-mère, morte de couches.	Descendants normaux.
Cousins petits de taille peu intelligents	2 frères morts 8 et 15 mois		2 sœurs de petite taille, mères d'enfants débiles.	aliénée puerpérale, avorton.			

fils mort à 28 mois.	fils chétif, en retard.	2 jumeaux morts à 8 jours.

§ C. **Degré de résistance à la maladie.** — L'état général, qui se traduit par les caractères corporels extérieurs et par la constitution de chaque organe en particulier, n'est que l'expression de la valeur vitale des éléments qui composent le corps ; nous avons vu que chacun des organes en particulier pouvait être atteint par la dégénérescence alcoolique. Il est plus fréquent que l'ensemble des organes prenne sous cette influence un caractère de débilité, qui se manifeste aux yeux par l'habitus extérieur, à l'esprit de l'observateur par la fréquence des maladies et par le degré de résistance du corps à

ces maladies. Rarement la différenciation entre les forces agis-
santes et les forces radicales est à faire chez le dégénéré; tel,
d'aspect solide, ne résistera parfois pas à la moindre maladie
aiguë, ne pourra pas échapper à la plus petite épidémie; tel
autre, chétif et misérable extérieurement, sera fréquemment
malade, mais se tirera toujours d'affaire. Le plus souvent,
comme l'observation suivante le montre, l'alliance de ces deux
faits existe: aspect misérable, santé débile, peu de résistance;
donc forces radicales faibles, en rapport avec une complexion
faible.

Observation IV. — Mlle G... Noémie, âgée de vingt ans, ou-
vrière tisserande, née et domiciliée à Lodève, entre successivement
à l'asile le 24 décembre 1886, le 12 novembre 1887. L'aînée de trois
sœurs, cette malade est née normalement, et sa vie intra-utérine n'a
rien présenté de particulier. Assez intelligente, elle fréquenta l'école
primaire jusqu'à douze ans et acquit facilement une certaine instruction ; à cet âge, on la mit au travail de chiffonnière et de tisserande ;
mais son caractère était inégal, boudeuse ou rieuse à l'excès.

Sujette à toutes les maladies épidémiques, elle eut la rougeole, la
coqueluche et plusieurs manifestations scrofuleuses, telles que ganglions
engorgés, dans son enfance.

Réglée à treize ans, elle a vu ses menstrues revenir très-régulières
et très-égales à chaque période, même durant le cours de son affection mentale. A l'âge de vingt ans, sans cause bien connue, à l'occasion
d'une cabale montée par ses compagnes d'atelier, qui l'accusent d'avoir
médit du patron, elle se croit réellement coupable, puis s'imagine que
les ouvrières parlent mal d'elle, entachent son honneur. Des hallucinations, surtout nocturnes, entretiennent cet état mental : « le voisin,
locataire d'en haut, l'entretient de choses déshonnêtes. » Elle devient
énervée; elle souffre de la tête; elle se sent serrée au cou, à la poitrine,
en accuse sa sœur, qui l'appelle folle. Chaque jour, elle a ainsi son petit
accès, pendant lequel elle menace, pince ou frappe; puis elle devient
triste, préoccupée.

Elle entre à l'asile en état de folie des persécutions, avec hallucinations tendant au sens génital. Les accès d'agitation sont constitués par

des cris, des pleurs, du déchirage, le bris des chaises ; puis elle tombe dans la torpeur : il faut la faire s'habiller, la secouer à tout instant. En huit mois, elle devient plus dégourdie, l'agitation cesse ; mais elle reste indolente, niaise, insouciante ; elle est rendue à sa famille, qui la réclame.

Au bout de trois mois, on la ramène à l'asile. Tantôt agitée, tantôt déprimée, depuis son entrée, il faut la faire manger ; elle mouille ; elle est presque constamment stupide.

D'une taille au-dessous de la moyenne, de bonnes proportions ; la cage thoracique est projetée en avant ; le cou est fort par l'hypertrophie des lobes latéraux de la glande thyroïde. Anémie, lymphatisme, scrofule même ; pupilles dilatées, atonie de la langue ; pâleur de la face avec plaques rouges. Le front est assez élevé, mais sans bosses frontales ; oreilles petites. Au thorax, la sonorité est exagérée, la voix résonne, mais la toux ne s'accompagne pas de bruits normaux, la respiration est rude ; sensibilité un peu obtuse ; réflexes diminués, nutrition ralentie.

Le père, âgé de cinquante ans, jardinier-fleuriste assez intelligent mais faible de caractère, a fait les campagnes d'Italie et y a contracté l'amour de la boisson ; par trois fois depuis la naissance de sa fille, il a eu des accès de delirium tremens (hallucinations et peur) d'une durée de deux ou trois semaines. Le grand-père, maçon, sobre, mourut à soixante-six ans d'une attaque. La grand'mère, pléthorique, bonne santé habituelle, a été emportée à soixante-onze ans par une pneumonie. Sur douze oncles ou tantes paternels, trois survivent. L'un, alcoolique, mourut après la campagne de 1870, surpris par le froid en état d'ivresse ; un autre, qui boit aussi par excès, a trois enfants qui s'en vont poitrinaires ; un troisième, qui boit moins que les autres, a perdu de la poitrine une fille qui, pendant cinq ans, avait été aliénée. Nous n'avons sur les autres que des renseignements incomplets. Toutefois nous notons que cinq oncles ou cousins sont morts de phthisie dans l'année.

La mère, quarante-sept ans, mauvais caractère, n'a jamais été malade. Elle est fille d'une mère qui mourut à soixante-onze ans, après être restée quatre ans démente à la suite d'une chute sur la tête, et d'un père âgé de soixante-quinze ans, sobre, rude travailleur encore, l'aïeul mourut à quatre-vingts ans. De sept oncles ou tantes maternels, quatre

sont morts jeunes (coqueluche, cholérine); ces collatéraux sont vigoureux et bien portants.

Une sœur morte à dix mois au moment de la dentition; une autre
sœur, âgée de seize ans, intelligente et bien portante.

La moindre résistance aux causes morbides, aux épidémies
entre autres, est aussi un fait important commun chez les dégénérés par alcoolisme; dans plusieurs de nos observations,
on trouvera des frères, des cousins, des oncles, mourant tous
en bas âge d'épidémies, de la rougeole par exemple, maladie
si bénigne chez la plupart des enfants nés de parents sains.
Nous croyons inutile d'appuyer ce fait d'exemples spéciaux.

Enfin, comme ressortissant encore à cet état général mauvais, engendré par l'alcoolisme, nous devons signaler les maladies survenant aux époques critiques de la vie, et dont les caractères sont si tranchés; mais nous étudierons tout au long,
aux effets portant sur l'intelligence, cet aspect particulier de
la dégénérescence. Nous nous contentons actuellement de noter que les terminaisons funestes avec épuisement nerveux en
général, à l'occasion d'accouchements, d'hémorrhagies, d'une
maladie quelconque, même légère, ne sont pas rares.

Il est bien d'autres expressions de la souffrance de l'état général, que nous pourrions énumérer. La multiplicité des maladies chez le même individu, la variété d'expression de cette
nutrition alanguie chez les membres de la même famille, avec
une dominante toutefois, est chose commune. L'observation
suivante nous paraît, par la multiplicité des effets dans la descendance, exprimer ce grand fait de la débilité finale dans laquelle tombe la nutrition générale ou locale chez les dégénérés
par alcoolisme.

Observation V. — M⁽ˡˡᵉ⁾ C...(Élisa), vingt-six ans, tisserande, née et
domiciliée à Lodève, entrée à l'asile, le 27 mars 1874; M. L...(Fulcrand),
vingt-huit ans, fileur, né et domicilié à Lodève, entre le 5 août 1868;
M⁽ˡˡᵉ⁾ L...(Florestine), trente et un ans, sans profession, née et domici-

liée à Lodève, entrée le 30 mai 1884 pour la première fois, le 6 mai 1886 pour la seconde fois, sont apparentés du côté maternel au titre de cousine, frère et sœur.

Élisa C... n'a jamais été malade et a fréquenté l'école sans en retirer le moindre profit. D'un entêtement incroyable, elle était d'une propreté touchant au tic et ne mangeait que des choses peu nourrissantes ; toujours anémique, il lui arriva d'aimer un jeune homme bien au-dessus de sa condition, qui l'abandonna. D'alors date l'aliénation mentale : tics de la face, récriminations perpétuelles, génuflexions répétées, constituaient son agitation ; triste, elle voyait et entendait des personnes de sa famille décédées depuis longtemps, se vantait de les avoir ressuscitées, et, dans l'intention de se suicider, allumait dans sa chambre, avec des chiffons et son mobilier, un incendie dont le feu la brûla à la fesse.

Dans l'asile, l'agitation tomba assez vite. Alors parut l'état psychique normal : imbécile, elle s'emploie volontiers à des travaux pénibles ; mais, lorsqu'un travail lui déplaît, rien ne pourrait vaincre sa résolution de ne pas s'y occuper. Si l'on contrarie ses petites habitudes, immédiatement elle crie, menace, frappe même : une promesse non tenue est le point de départ d'une bouderie de plusieurs mois. Rude à l'excès, elle croirait pécher en embrassant son père ; elle suit les offices religieux et se montre très-convenable. L'agitation, chez elle, est toujours de peu de durée et tombe vite.

De haute taille, les os volumineux, les articulations grosses, robuste et bien musclée, sa peau est odorante ; les mouvements sont lents, à grand rayon, et mettent en jeu plus de groupes musculaires qu'il n'est nécessaire pour le but ; le corps penché physiologiquement à gauche, elle marche lentement, les membres fléchis ; la commissure labiale droite et certains muscles de la main participent à des tics. Le crâne petit, la face large, les maxillaires volumineux, mais symétriques ; elle parle difficilement, par monosyllabes, en patois, en bégayant, spasmodiquement. Il existe un goître assez volumineux. La physionomie est bête, le rire niais. Au cœur, la malade accuse des battements, et le pouls donne deux pulsations lentes pour cinq ou sept de précipitées.

Fulcrand L... est moyennement intelligent, de caractère normal. Au service militaire, il fit de nombreux excès de boisson (vin blanc et eau-de-vie). A la suite d'une chute, il cessa de boire ; mais déjà il se croyait tracassé et parlait de ses millions, d'une machine à filature qu'il avait inventée. Libéré du service militaire, il est persuadé que ses parents veulent l'empoisonner, que son patron lui a volé son invention ; il casse les meubles chez lui et menace son père d'une hache.

Il entre à l'asile dans un état de détérioration tel, que le diagnostic de paralysie générale reste en suspens. Mais la manie apparaît bientôt avec tous ses caractères. Évadé après deux mois de séjour, il revient au bout de dix mois fort agité, menaçant, criant, chantant. Il se déshabille, casse des carreaux, bouscule les autres malades, frappe les gardiens, tente de s'évader ; il se dit empereur, fils de Dieu. Cet accès d'agitation dure deux ans ; puis il devient calme, et actuellement il ne s'agite que rarement ; capricieux, il refuse de travailler un jour, taquine parfois les autres malades, arrache un arbuste du jardin. La démence est considérable.

Grand, maigre, mais fort encore, le front fuyant, la face symétrique. La main droite serre moins fort que la gauche, les doigts tremblent quand il étend la main ; la langue est tremblotante, la commissure labiale un peu tirée à gauche, la pupille droite dilatée, les artères légèrement athéromateuses, la cornée bordée d'un arc sénile léger ; en outre, il vomit à peu près annuellement des matières brunâtres rappelant l'hématémèse, et fait parfois du sang par l'anus.

Florestine L... eut à un an une variole très-grave, à laquelle succédèrent des convulsions qui ont laissé atrophié et ankylosé son membre supérieur gauche ; plus tard, elle eut à plusieurs reprises des glandes engorgées au cou, des blépharites rebelles. A l'école, qu'elle fréquenta de six à douze ans, elle n'apprit rien ; placée alors à l'hospice de Lodève, moins comme simple d'esprit que comme mal équilibrée, elle fut employée à la couture et travaillait peu, bavardait incessamment, riant elle-même des grossièretés érotiques qu'elle disait ; l'amusement de ses compagnes par ses insolences, elle ne supportait pas qu'on la taquinât et menaçait qui la grondait. Toujours surexcitée, sans paroxysmes marqués, vers trente ans, elle fit en secret une démarche pour quitter l'hospice, mais on s'opposa à sa sortie. Dès lors, il fut impossible de la gouverner : menaçante, déchirant, frappant la nuit aux portes des religieuses, elle croyait voir des hommes, parlait avec eux, voulait s'occuper de l'enfant dont elle prétendait avoir récemment accouché. On dut l'enfermer.

A l'asile, l'agitation est considérable, l'incohérence domine tout; elle n'aligne pas deux paroles ayant un sens; insoumise, tapageuse, les perversions sensorielles sont multiples et portent sur l'ouïe, la vue, la sensibilité tactile. Avec l'état chloro-anémique dont l'influence pathogénique avait été si importante, disparut l'agitation; elle sortit de l'asile après un an de séjour.

Moins d'un an après, elle revenait à l'asile, agitée et hallucinée; l'érotisme est cette fois le fait dominant; l'intelligence est conservée, mais fortement embrouillée. Depuis près de deux ans, cette agitation continue sans répit, les perversions sensorielles ayant été éphémères.

De taille moyenne, mais les membres graciles, la peau portant des cicatrices de cautère aux jambes, aux bras, à la colonne vertébrale, cette malade est asymétrique de la face, du tronc, du membre supérieur. L'avant-bras droit est plus long de 2 centimètres, plus volumineux de 3 centimètres de pourtour en moyenne que le gauche; l'avant-bras gauche est fléchi à angle à peu près droit sur le bras, dans une position presque fixe. L'ankylose est incomplète, mais la contracture des extenseurs et des fléchisseurs tend à la rendre complète. La moitié gauche de la poitrine est aussi moins développée; les membres inférieurs sont égaux en volume. Le crâne petit, l'œil droit en strabisme interne, le gauche en microphthalmie; les orifices des narines, des lèvres, l'ossature et la musculature de toute la moitié gauche de la face, sont beaucoup moins développés. Cette malade a en outre des anomalies de dentition; les incisives et les canines portent dans leur région médiane un trait horizontal dentelé, et la vue est faible.

Ces trois malades sont parents par le côté maternel: le grand-père commun, grand buveur de vin, mourut à soixante ans des suites d'une fracture de cuisse; la grand'mère mourut à quatre-vingt-dix ans, dans la démence sénile. La mère d'Élisa, soixante-huit ans, bien portante, cataractée, peu intelligente, a eu sept enfants de son mari, cultivateur bien portant malgré ses soixante-dix ans, dont le père était mort à quarante-quatre ans d'apoplexie, la mère à quatre-vingt-trois ans, obèse, et deux frères pléthoriques, morts de congestions cérébrales, ont laissé des enfants brillants de santé. Parmi les sept frères d'Élisa, l'un est tuberculeux, l'autre diabétique, l'autre est scrofuleux et sa fille aliénée; la quatrième est Élisa. Tous sont bègues, parlant avec difficulté, et ont des mouvements choréiformes des membres plus ou moins marqués. La mère de Fulcrand et de Florestine, cataractée ou amaurotique depuis longtemps, nerveuse et singulière, mourut à quatre-vingts ans d'une fluxion de poitrine. Un oncle est entré à l'asile, atteint de manie chronique; un autre oncle a été sur le point de devenir aliéné et avait la cataracte; un autre oncle et une tante ont été aussi cataractés.

Grand-père apoplexie à 46 ans	Oncle, apoplexie. Oncle, bien. Père, bien, ép.	Cousins bien portants.	
Grand-père alcoolique (vin), dément.	Mère peu intelligente, cataractée. Oncle aliéné (manie chronique). Oncle déséquilibré, cataracté. Oncle et Tante cataractés. Mère nerveuse, cataractée. ép.	Frère tuberculeux. Frère diabétique. 2 sœurs bègues, Sœur scrofuleuse. Élisa aliénée.	Nièce aliénée.
Grand-père âgé.	Père mort cardiaque, sobre, rangé. Oncle cardiaque, Tante cardiaque.	Fulcrand aliéné. Frère mort variole. 3 sœurs mortes en couches. Sœur débile. Florestine aliénée.	

Du côté paternel des L..., le grand-père est mort fort âgé. Le père mourut à soixante-douze ans d'une maladie de cœur, robuste et sobre, travailleur toute sa vie; un oncle et une tante succombèrent à la même maladie, à cinquante-cinq et soixante-dix ans. Florestine et Fulcran ont eu quatre sœurs et un frère : le frère mourut de la variole à sept ans, trois sœurs sont mortes en couches vers l'âge de vingt ans, l'autre a perdu accidentellement un bras et se porte bien avec ses trois enfants.

A rechercher toutes les manifestations de cet état de déchéance nutritive, on écrirait un gros volume et l'on passerait en revue tous les chapitres de la pathologie. Il est cependant un état général qui nous paraît résumer tous ces effets : c'est le lymphatisme, que caractérisent la diminution de vitalité des éléments primordiaux, l'envahissement de l'organisme par l'aquosité de ces éléments noyés dans les sérosités ; c'est la scrofule, qui lui confine de si près. Ce point de départ de tant de maladies ultérieures, ce premier stade de tant d'altérations organiques, est en effet l'expression de beaucoup d'états diathésiques chez les descendants; elle est aussi la manifestation de l'intoxication alcoolique des ascendants, comme le rachitisme, l'athrepsie, qui n'en sont que des localisations ou des degrés. L'étude de la scrofule, c'est donc l'étude du processus de cet amoindrissement de l'état général, dont chaque organe porte plus ou moins la trace indélébile.

Le système circulatoire, ce *primum movens* de la nutrition, doit posséder en lui des altérations capables d'expliquer cette diminution. Dans le but de reconnaître les attributs morphologiques des prédisposés, le professeur Giovanni (1) étudie le système nerveux des phthisiques et arrive à les classer en éréthistes, torpides, énergiques ; puis il montre la disproportion existant entre l'aire cardiaque et l'organisme entier : le cœur a son ventricule gauche plus petit d'une façon relative et absolue; les artères sont aussi plus petites, et en rapport direct

(1) Giovanni, *sur la Prédisposition à la phthisie pulmonaire.* (*Bull. méd.*, 1887, p. 778.)

avec l'insuffisant développement du cœur, du thorax, des masses musculaires même. Aboutissant de la scrofule, produit de ce terrain fertile au développement des microorganismes, sur lequel a germé le bacille particulier de la tuberculose, la phthisie ne paraît-elle pas, au même titre qu'une atrophie cérébrale, une manifestation des substances dégénératives de l'alcoolisme, et ne devons-nous pas considérer ses attributs morphologiques comme le résultat de cette intoxication ancestrale, alors que tant de dégénérés succombent à la tuberculose? La déperdition considérable de l'organisme en chlorures que présentent, d'après M. Rommelaere, les prédisposés à la phthisie, nous paraît, du reste, offrir une autre preuve de cette hyponutrivité qui caractérise les dégénérés, tout comme le diabète (1), qui est aussi parfois l'expression de la même dégénérescence.

Nous possédons, du reste, des preuves de cette moindre résistance de tel ou tel organe, le cœur, le poumon, par exemple; telle maladie du cœur ne reconnaît, du reste, parfois d'autres causes que l'antécédence alcoolique. Nous croyons en fournir un exemple peu discutable.

Observation VI. — Les deux malades dont nous rapportons ci-après l'observation sont la tante et le neveu.

La tante, Mme M... (Thérèse), épouse B..., trente-deux ans, née et domiciliée à St-Bauzille-de-Putois, entre à l'asile le 5 septembre 1865. D'un caractère très-nerveux et s'emportant facilement, régulièrement menstruée depuis l'âge de treize ans, cette malade se plaint depuis l'adolescence de céphalées ; n'ayant jamais été malade, n'ayant jamais commis aucun excès, elle se marie à vingt-cinq ans. A vingt-huit ans, sans cause connue, éclate un accès de lypémanie guéri au bout de deux mois. A trente ans, nouvel accès d'aliénation mentale, avec prédominance d'idées religieuses et d'érotisme : elle se confesse souvent, se croit plus puissante que Dieu et ses saints. Son vocabulaire

(1) Wohlrab, *loco citato.*

néanmoins est fait d'obscénités; elle veut tuer sa fille parce qu'elle a
mal fait sa première communion; les oiseaux lui parlent, elle voit des
personnes sur les toits et demande qu'on les chasse. En même temps
elle se met à boire du vin et la menstruation devient irrégulière.

Pendant les premiers mois de son séjour à l'asile, elle conserve les
mêmes idées délirantes, les mêmes perversions sensorielles, la même
agitation maniaque; d'un entêtement opiniâtre, criarde, elle vit isolée,
se rebiffe, boit son urine, mange ses matières fécales et se casse les
os du nez en se jetant un jour volontairement la face contre terre;
l'agitation est continue, surtout au moment de la menstruation. Cet
état dura longtemps, puis la démence s'accentua, le calme se rétablit,
entrecoupé de quelques minutes d'agitation tous les jours. Douze ans
après son entrée, parut un érysipèle de la face à répétition, avec ulcérations incurables que suivit une lésion cardiaque; peu après, les accès
d'asystolie se rapprochèrent avec anasarque et congestion pulmonaires;
elle succomba à l'un de ces accès, le 29 novembre 1885.

De taille moyenne, sans autres anomalies qu'une microcéphalie et
une face large, cette malade offrit à l'autopsie les particularités suivantes: le cœur pèse 525 grammes, est dégénéré, dilaté dans ses ventricules; l'orifice auriculo-ventriculaire gauche est insuffisant par raccourcissement des cordages tendineux et athérome valvulaire; le
péricarde, les plèvres, contiennent du liquide épanché. A l'encéphale,
l'athérome artériel est généralisé; la base du cerveau est ramollie par
macération; des plaques laiteuses d'épaississement partiel de la pie-
mère se voient le long des vaisseaux de la scissure sylvienne.

Le neveu, M. B... (Émilien), vingt-huit ans, gantier, né et domicilié à St-Bauzille-de-Putois, entre à l'asile le 23 décembre 1887.

Chétif dans son enfance, mais jamais sérieusement malade, ce jeune
homme est intelligent, a profité des leçons de ses maîtres, mais a toujours eu un caractère emporté. A vingt ans, il devint sujet à des céphalées qui le fatiguaient et le rendaient irritable. Au retour du service
militaire, pendant un mois il eut un léger accès d'agitation. A vingt-
quatre ans, il se livre à la boisson: vin, cognac; l'absinthe le grise
particulièrement. Mais, à vingt-huit ans, revint sous l'influence de ces
excès une nouvelle période d'agitation et de délire violent: égaré, con-
gestionné, il s'emporte, crie, hurle, menace, exige de l'argent de ses

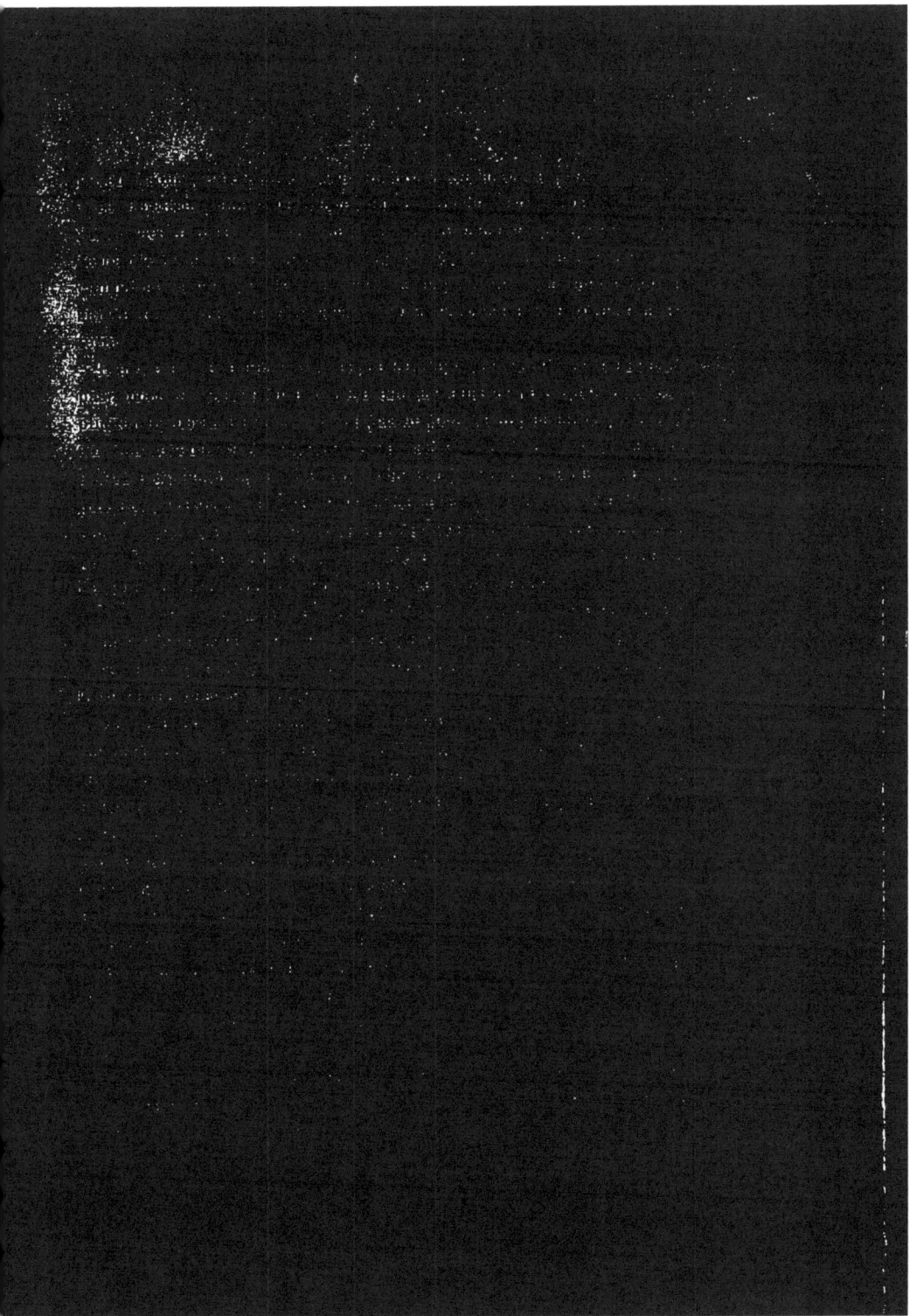

impotent des deux jambes depuis deux ans lorsqu'il mourut à quatre-vingt-un ans. La grand'mère avait succombé au choléra, à cinquante-cinq ans. Une tante, soixante-six ans, est peu intelligente et célibataire ; plusieurs oncles moururent jeunes ; un autre mourut à quarante-trois ans, d'une tumeur stomacale mal caractérisée ; cinq de ses enfants sont morts jeunes, l'un de convulsions ; une fille survit, trente-trois ans, stérile, toujours malade : maladie utérine.

Deux frères bien portants, moins intelligents que le malade ; l'un a perdu jeunes quatre enfants sur six. Trois sœurs bien portantes, deux mariées et mères de beaux enfants. Un frère mort à un mois.

X..... {
1 Grand'tante

et

4 Grands-oncles
bien.

Grand'mère
bien,

ép.

Grand-père
alcoolique,
apoplectique.

2 grands-oncles
stériles.
}

Aïeux
morts âgés. {

Thérèse
aliénée,
morte cardia-
que (20 ans
d'asile).

Oncle
buveur.

Mère
scrofuleuse,
mi-
graineuse.

ép.

Père
sobre, paralysé
à 60 ans.
}

3 enfants
bien portants.

Frère
bien.

Frère
bien.

Sœur
célibataire

2 sœurs
bien.

Émilien
aliénation
mentale,
pubérale et
alcoolisme.

4 neveux
morts jeunes.

2 neveux
bien.

Neveux bien.

Neveux bien.

X..... {
Grand-père
paralysé
à 79 ans.

Grand-père
}

Tante
imbécile,
célibataire.

Oncles
morts jeunes.

Oncle,
tumeur
stomacale.

4 cousins
morts jeunes.

Cousine
stérile.

Cette notion de l'amoindrissement des organes comme cause de prédisposition à telle ou telle maladie est vraie, et elle nous paraît tellement sous la dépendance de l'intoxication alcoolique ancestrale que nous rapprochons volontairement des deux précédents un autre cas. L'étroitesse de la poitrine, ce signe que M. Truc (1) et notre ami le docteur Reboul (2) ont mis en lumière comme permettant de déceler un tuberculeux en germe, nous le constatons chez un sujet dont les liens de parenté avec les deux malades précédents sont certains, à un degré peu éloigné, mais que l'absence de renseignements complets nous empêche de préciser et qui, idiot agité à la puberté, présente, entre autres anomalies de développement, un rétrécissement considérable de la poitrine sur lequel sont venues s'enter depuis peu des lésions tuberculeuses.

Nous ne faisons qu'effleurer, et on nous le pardonnera, ce vaste sujet des prédispositions naissant des intoxications des ascendants ; mais nous en avons la conviction, les recherches ultérieures se rattachant à la phthisie, cette maladie due à une diminution de résistance locale sur laquelle vient s'implanter une infection microbienne, permettront seules de fournir ce qui manque à la démonstration de la part causale que prend l'appareil pulmonaire en particulier à l'affaiblissement général. Quant à nous, quoique la tuberculose soit fréquente chez les aliénés, nous n'avons pas d'observation absolument démonstrative de dégénéré alcoolique succombant à la tuberculose par cela seul qu'il est dégénéré alcoolique ; il est assez d'autres accidents capables de les enlever avant l'âge habituel du développement de la phthisie.

L'appareil digestif ne paraît pas entrer en ligne de compte

(1) Truc, *du Thorax de l'homme tuberculeux*. (*Lyon médical*, 1885.)
(2) Reboul, *du Thorax tuberculeux chez l'homme, considéré dans ses formes diverses et ses principaux diamètres*. (Thèse Montpellier, 1887.)

sérieux ; mais les organes de l'hématopoïèse qui lui sont appendus participent de la même atrophie partielle et sont, par leur fonction même, causes de l'infériorité de l'état général ; à parcourir les autopsies de dégénérés alcooliques, on verrait facilement ces organes offrir un poids inférieur à la normale et présenter des altérations de structure même macroscopique, dont l'origine ne serait due qu'à leur état de dégénérés.

Quant au système nerveux, les réactions anormales sensitives, la fébrilité, pour employer un terme du professeur Giovanni, certaines hyperesthésies ou anesthésies que l'on ne sait rattacher à rien de certain ; ces anomalies d'activité de certains muscles et ces mystérieux états sensitivo-moteurs dont l'étude symptomatique se poursuit avec tant d'activité actuellement, nous les rattacherons volontiers aussi à une dégénérescence primordiale gravative, dont une intoxication quelconque nous paraît être l'origine première.

§ D. **Stérilité** . — La définition même de la dégénérescence suppose qu'elle aboutit à la stérilité. La stérilité est, en effet, chez le dégénéré par alcoolisme, une manifestation fréquente, précoce ou ultime. Sa précocité ou son retard à se montrer nous paraît devoir tenir à l'intensité des excès alcooliques des parents. Quant à sa production, elle s'explique par la faiblesse de vitalité qui marche de pair avec la stérilité, par les autres stigmates physiques du dégénéré, parmi lesquels on compte parfois l'anorchidie, la cryptorchidie, l'atrophie des testicules, et toutes les malformations de la verge et des conduits séminaux ; chez la femme, cette stérilité tient le plus souvent aux difficultés de la menstruation, à sa rareté, au peu de temps que dure la période génitale, au retard dans l'apparition des menstrues, à la précocité de la ménopause, enfin aux maladies de l'utérus dépendant de l'état général ou dues à la constitution de l'utérus lui-même.

La stérilité finit chez les descendants d'alcooliques par être la règle; et ainsi s'éteint, si un sang nouveau ne lui a pas été infusé, après une décadence progressive, la progéniture de ceux qui ont fait excès de boissons.

Pour résumer cet important chapitre, nous dirons que l'alcoolisme ancestral manifeste ses effets sur l'état somatique, sur sa structure ou son activité, d'une manière dégénérative : difformités appréciables par manque d'éléments, diminution ou altération rétrocessive des caractères extérieurs de l'individu, tels sont les effets que subit le corps en tant que matière anatomique; diminution de la vitalité des éléments ou déviation à tendances morbides de cette vitalité, tels sont les résultats de l'alcoolisme ancestral portant sur le corps fonctionnant. Ces diverses manifestations ont une gradation en intensité; elles ont aussi un cycle établi pour leur apparition. Les premières, les vices de conformation grossière se produisent pendant la vie intra-utérine et le plus souvent sont incompatibles avec la vie dans l'atmosphère. Les secondes tiennent de l'enfance, de l'époque du plus grand développement corporel; elles font du sujet un être anormal, vivant péniblement dans le meilleu social. Les troisièmes surviennent pendant le développement, mais produisent leurs fruits à la puberté, à la maturité de l'âge, et limitent toujours la durée de la vie; elles font de l'individu un malade, dont l'intégrité nutritive devient avant le temps la cause d'une incompatibité sociale et vitale.

CHAPITRE II

Effets de l'alcoolisme sur l'état intellectuel des descendants

Jusqu'à maintenant, nous nous sommes appliqués à démontrer que l'état physique participe pour une majeure partie à

8

cette dégénérescence que produit l'alcoolisme des parents. La lecture des observations que nous avons données à l'appui de cette partie de notre travail, l'étude détaillée que nous avons faite de l'hérédité au point de vue psychologique, enfin le soin particulier avec lequel nous avons insisté dans notre chapitre de l'alcoolisme sur les effets psychiques de l'alcool, ne doivent laisser aucun doute sur l'importance que nous attachons aux manifestations intellectuelles de la dégénérescence alcoolique, sur sa réalité, sa valeur en aliénation mentale et en sociologie. Les auteurs qui ont étudié la question nous sont, du reste, garants de l'importance de cette étude.

Dans l'état intellectuel, nous considérerons d'abord ces états constitutionnels psychiques originels, anormaux par défaut ou par excès ; la rupture de l'harmonie intellectuelle constitue en effet une anomalie, une lésion d'organisation, une difformité psychique analogue à celles que nous avons étudiées à l'état physique ; toutefois nous ferons remarquer que, comme l'a dit Morel, il y a des génies partiels, c'est-à-dire qu'à côté des facultés extraordinairement développées existent des lacunes profondes de l'intelligence.

Puis les états fonctionnels nés de la réaction de l'intelligence sous l'influence des états physiologiques, de maladies générales aiguës ou chroniques, d'intoxications, de maladies locales des appareils organiques ou du système nerveux lui-même, seront étudiées avec les troubles spéciaux à chacune d'elles.

Nous ne dissimulons pas que c'est passer en revue la psychiatrie tout entière ; à défaut d'observations, nous aurons l'opinion de beaucoup d'auteurs dont l'autorité est incontestable.

§ A. **Etats constitutionnels.** — « Les individus atteints d'infirmités congénitales sont des instruments auxquels il manque un certain nombre de cordes, a dit Marcé (1). » Les des-

(1) Marcé cité par Regis, *Manuel prat. de méd. ment.*, 1885, p. 115.

cendants des alcooliques participent de cet état de lyre désaccordée, privée de certaines de ses notes, vibrant sous les doigts d'un musicien habile, résonnant faux si le premier venu veut en toucher. Ils ne sont plus à l'unisson de la société, ils détonent dans le concert des conventions sociales, vont à l'octave des sentiments reçus ou ne sont pas dans le mouvement intellectuel. Idiotie, imbécillité, débilité d'esprit, génie et talent, l'alcoolisme peut tout enfanter, mais au prix du déséquilibre des facultés intellectuelles, de la disproportion incalculable des sentiments et de la volonté.

a) Idiotie. — L'idiotie et l'imbécillité sont les termes habituels de l'alcoolisme antécédentiel, rarement dépouillées de toute complication; le manque d'intelligence s'associe en effet à des difformités physiques soigneusement décrites par Morel et connues sous le nom de stigmates de l'hérédité:

Les principales sont: extérieurement, la microcéphalie(1), les asymétries crânienne et faciale, l'ossification prématurée ou le défaut d'ossification des os du crâne; le prognathisme, les anomalies dentaires, la division congénitale du palais, de la luette, le bec de lièvre, la construction ogivale de la voûte palatine, le déplissement des oreilles ou l'absence de lobule, le strabisme, la cécité; la surdité, la surdi-mutité; la petitesse de la taille, l'arrêt de développement et les anomalies des organes génitaux, la monorchidie ou l'anorchidie, l'impuberté, l'état palmé des doigts, etc. Les arrêts de développement internes consistent surtout dans des altérations du système ner-

(1) Cette microcéphalie n'est pas un arrêt de développement postérieur à la naissance. Gratiolet a établi devant la Société d'anthropologie que, chez le nouveau-né, le système des circonvolutions est complet, tandis que chez le microcéphale il correspond à peu près au cinquième mois de la vie intra-utérine, époque à laquelle se dessinent les circonvolutions du lobe moyen.

veux, telles que la petitesse de poids et de volume du cerveau,
l'absence ou l'état rudimentaire de certaines régions, surtout
des circonvolutions antérieures, le ramollissement de la substance cérébrale, l'hydrocéphalie, etc., etc.

Chacune de ces anomalies se retrouve plus ou moins souvent ; des travaux spéciaux ont été consacrés à quelques-unes ;
nous signalerons la thèse récente d'A. Sollier (1), préférant rap-
porter entre beaucoup d'autres une observation dans laquelle
un imbécile est porteur de certains de ces stigmates.

Observation VII. — M. G... (Marius), dix-neuf ans, apprenti bou-
langer, né et domicilié à Cette, entre l'asile le 25 juillet 1885. Peu intelligent et crédule, ce jeune homme n'a jamais été malade, et à l'école
qu'il a fréquentée jusqu'à treize ans, il a pu apprendre à lire et à écrire.
L'objet des railleries de ses camarades, il fut accusé par eux tout der-
nièrement d'avoir dérobé une certaine somme d'argent et il devint persuadé qu'on allait l'emprisonner. De retour dans sa famille, il se montre
fort effrayé, ne veut plus sortir, tremble au moindre bruit et se cache
alors, ou bien passe par la fenêtre, espérant s'enfuir ; il pleure continuellement, se disant bien malheureux.

Dans l'asile, il est triste, a peur, est d'une incohérence considérable
dans son délire ; puis, au bout de quelques jours, devient au contraire
taquin, récalcitrant, offensif même, et alternativement se produisent
ces deux périodes d'affaissement et d'exaltation ; le défaut d'intelligence,
l'absence d'originalité dans ses actes maniaques, indiquent bien peu
de développement intellectuel. Peu à peu une amélioration réelle dans
l'état mental surajouté à l'imbécillité se produit, et ce jeune homme
est rendu à son père le 3 octobre 1886.

Grand, arrivé à son complet développement, bien proportionné des
membres, mais maladroit dans ses mouvements, G... a la tête ronde,
très-petite, aplatie aux régions occipitales ; le front élevé, mais sans
bosses frontales saillantes ; l'axe de la face suit une ligne courbe à con-
vexité gauche, le regard est vague. Il n'existe rien d'anormal dans les
viscères.

(1) Alice Sollier, *de l'État de la dentition chez les enfants idiots et ar-
riérés.* (Thèse Paris, 1887.)

Le père est un bon ouvrier et un homme intelligent ; mais, bien avant la naissance de son fils, il rentrait chaque soir chez lui ivre d'absinthe et d'eau-de-vie. Les grandsparents sont morts âgés.

Du côté maternel, toute la famille est bien portante.

Deux sœurs et un frère de nous inconnus.

Cette idiotie due à l'alcoolisme des ascendants présente-t-elle quelques caractères particuliers ? M. Kind (1) répond que rien dans la conformation extérieure de ces idiots ne révèle l'origine alcoolique de leur dégénérescence ; que dans la genèse de cette idiotie l'influence se fait sentir plus tard que les autres causes de dégénérescence, c'est-à-dire que la proportion des idiots premiers-nés en général est plus élevée que celle des idiots premiers-nés alcooliques ; que, après la parturition d'un enfant idiot par alcoolisme, la faculté procréatrice décroît chez les parents en quantité et en qualité. Ce sont là des conclusions auxquelles nous nous rangeons d'après l'étude de nos observations. Nous n'avons pas de statistique personnelle à produire, mais nous croyons seulement cet auteur au-dessous de la vérité, lorsqu'il ne trouve que 3,5 % d'idiots pourvus d'une hérédité exclusivement alcoolique.

Il résulte toutefois de toutes ces difformités graves ou légères de l'intelligence, prises isolément ou rapprochées des lésions physiques qui les accompagnent si souvent, un ensemble de caractères portant le cachet de l'atrophie plus ou moins généralisée, qui est le fait de la dégénérescence.

b) Perversions des facultés de l'ame.—Les facultés de l'âme (intelligence, volonté, sensibilité) ont été considérées atteintes en bloc dans l'idiotie, l'imbécillité, la débilité, et en effet c'est en totalité surtout que ces facultées sont lésées dans ces états originels. Mais l'alcool peut ne toucher que

_____

(1) Kind, de l'Influence de l'alcoolisme sur la production de l'idiotie. (Zeitschrift für Psychiâtrie, 1883.)

partie de ces éléments primordiaux de la vie de l'esprit. Chacun d'eux, exalté ou déprimé originellement, donne lieu au caractère particulier à chacun de nous, à cette manière de sentir spéciale à chaque individu, et fait la somme de son intelligence personnelle servie par les autres facultés. La multiplicité des personnalités vient du mélange de ces trois éléments primitifs, dont les parties secondaires se combinent à l'infini. Chez le dégénéré, exaltées ou déprimées, ces facultés le sont souvent orignellement avec une intensité qui ne se dément pas un seul instant de la vie, qui résiste même à l'aliénation mentale et accompagne tous les actes de l'individu.

1° *Volonté.* — La volonté est souvent exagérée: c'est l'entêtement, qui marche si souvent de pair avec l'imbécillité; c'est l'emportement aveugle, c'est l'irritabilité, c'est la vivacité des réflexes, c'est la colère subite. Tout frein immédiatement appliqué, tout raisonnement est incapable de vaincre cette manifestation de la volonté. Raisonnée ou spontanée, cette exagération de la volonté se rencontre souvent parmi les dégénérés par alcoolisme; nous en donnons un exemple: née avec l'individu, cette exagération de la volonté ne paraît devoir céder qu'avec la vie:

Observation VIII. — Mlle C... (Cécile), vingt-six ans, couturière, née et domiciliée à Lodève, entre à l'asile le 25 janvier 1882.

Pendant que sa mère l'allaitait, cette malade était sujette à des colères à la moindre contrariété, colères pendant lesquelles elle devenait noire et perdait la respiration. A deux ans, elle fut par accident jetée hors de son berceau, et, quelques mois après, parurent des manifestations scrofuleuses (eczéma de l'oreille, etc.). A dix ans, elle devint sujette à des accès fébriles éphémères, avec phénomènes psychiques et céphaliques durant une nuit. A quatorze ans, survint la menstruation, régulière et abondante.

Toujours très-nerveuse, entêtée, irritable, dès quinze ans elle avait des habitudes solitaires et recherchait la société des jeunes gens, dont les mauvaises manières à l'égard de Cécile éveillaient l'attention des

. parents et faisaient échouer les demandes en mariage dont les assassinait leur fille. Poursuivie un jour par un de ces jeunes gens, elle eut peur et devint dévote dès lors : quittant son travail pour fréquenter les églises, elle demandait des audiences à tous les prêtres et poussait l'intimité jusqu'à les voir dans leurs appartements.

Une anémie d'origine inconnue étant survenue vers l'âge de vingt ans, elle eut des évanouissements fréquents ; mais en même temps apparurent des perversions sensorielles : la nuit, elle se réveillait en sursaut, « voyant des scènes terribles », s'entendait gronder pour son travail mal fait. Peu à peu ces perversions sensorielles devinrent plus fréquentes, et, à la vue du cadavre d'une de ses parentes, éclata l'agitation. De plus en plus irritable, elle ne veut pas être commandée, elle veut s'acheter de belles robes, ne plus travailler ; bruyante, bavarde, elle se met dans la tête de prêcher et fait des esclandres dans les églises. Chaque période menstruelle, dorénavant très-abondante, mais pâle, augmente la surexcitation.

On l'amène ainsi à l'asile : manie avec prédominance d'idées religieuses et d'impulsions érotiques. A peine entrée, elle s'isole, se cache dans les coins, pleurnichant constamment, toujours morveuse, malpropre, se barbouillant de matières fécales. Indisciplinée, entêtée, elle ne se soumet que devant la force et garde toujours un mutisme obstiné. La démence a fait de rapides progrès depuis lors, l'irritabilité et l'entêtement restant toujours intenses. On la voit accroupie, vêtue sans soin, pleurnichant tout en brisant un copeau en petits morceaux ou mettant ses effets en charpie. Agitée, elle casse des carreaux, bouscule des chaises, giffle quiconque lui parle dans ses impulsions subites.

De petite taille, mais forte et bien proportionnée, la peau huileuse, fort velue pour une femme et couverte de taches de rousseur, la malade a des traits agréables, malgré leur incorrection. Le crâne, de volume normal, a son diamètre antéro-postérieur petit ; le front est fuyant et aplati à gauche, les cheveux sont incultes. La face est fortement asymétrique : la moitié gauche diminuée de volume dans ses os et ses muscles, le nez déjeté à gauche dès sa racine. Le teint est jaunâtre, l'acné est fréquent sur le visage, la physionomie très-mobile ; les globes oculaires sont saillants. La malade a eu la variole dans l'asile ; cette fièvre éruptive n'a eu aucune influence sur son état mental.

Le père, soixante-huit ans, fileur en laine, d'intelligence médiocre, eut à soixante-sept ans une congestion cérébrale qui n'a rien laissé de somatique. La grand'mère, morte à soixante-quinze ans, peu intelligente. Le grand-père, peut-être alcoolique, mort bronchitique à soixante-treize ans, s'était marié trois fois et avait eu quatre enfants : l'un, employé bien connu de la Faculté de médecine, très-fort, alcoolique endurci, mourut d'une attaque, laissant trois enfants bien portants, et était de la première femme ; de la seconde étaient nées deux filles, mortes l'une à soixante-quinze ans, l'autre paralysée des membres inférieurs à soixante ans.

	Oncle alcoolique, attaque.	3 enfants bien portants.	
Grand-père.	Tante paralysée à 60 ans.		
	Tante morte à 75 ans.	Frère hémiplégies faciales.	3 neveux morts jeunes. / Neveu bien portant.
	Père simple,		
	ép.	Cécile, défectuosités psychiques, asymétrie faciale, aliénée.	
	Mère simple, débile.		
	Oncle alcoolique, mort à 55 ans.		
Grand-père alcoolique.	Oncle obèse, sobre.	Cousine bien portante.	
	Tante excentrique.	Cousins sains.	
	Oncle mort phthisique.	4 cousins viveurs, buveurs, déséquilibrés.	

La mère, soixante-cinq ans, fileuse, maigre, d'intelligence bornée, desanté délicate, souffre des articulations, porte une énorme loupe sur la tête. La grand'mère mourut à cinquante-cinq ans, d'hémorrhagie utérine ; depuis la ménopause elle avait un fibrome utérin. Le grand-père, toujours entre deux vins, était vieux avant l'âge ; il se remaria à soixante-cinq ans et mourut à soixante-seize ans, ayant conservé une irritabilité excessive. Trois oncles paternels : l'un mourut assez jeune, laissant quatre enfants viveurs et alcooliques, dont les sentiments envers leur famille sont peu vifs, sinon pervertis ; un oncle mourut alcoolisé à cinquante-cinq ans ; le troisième, raisonnable et sobre, est obèse et a une fille bien portante, intelligente couturière ; une tante est aussi bien portante et a des enfants sains de corps et d'esprit, mais elle est vive, nerveuse, excentrique.

Un frère aîné, à la suite d'excès alcooliques très-passagers, eut à quelques mois de distance deux hémiplégies faciales, qui ont disparu lentement ; et de ses quatre enfants un seul survit bien portant, des trois autres l'un est mort-né ; les autres moururent de la rougeole et du croup.

2° *Passions.* — Après la volonté, c'est la sensibilité, sous les trois formes physique, intellectuelle et morale : appétits, instincts, sentiments, affections ou passions, dont l'exaltation ou l'anéantissement sont le plus fréquents chez les dégénérés. Timide, ressentant le moindre reproche avec une intensité considérable, tel serait le sujet d'une observation que nous pourrions rapporter ; insouciant, indiscipliné, nomade, vivant au gré de ses caprices, tel serait un second sujet. A peine pubères tous les deux, tous les deux descendants directs d'alcooliques, ces deux malades sont les deux extrêmes de cette catégorie de dégénérés ; mais chacun d'eux a trouvé dans l'anomalie de sa façon de sentir l'occasion de réaliser une aliénation mentale surajoutée, et encore chacun garde dans le cours de cette aliénation mentale sa manière de sentir : le premier, quoique agité, ouvert à toute sensation extrême, réagit suivant son caractère, non suivant son sentiment ; le second, surtout déprimé, réagit toujours par l'indifférence. L'un est trop sociable, l'autre ne l'est pas du tout; ce sont les deux opposés dans la dégénérescence des sentiments en général.

Les sentiments religieux, qui ont pour objet l'être qui possède en lui toutes les perfections, vers lequel doivent tendre tous nos désirs, source de tout bien et de toute beauté, fin suprême de toute existence, ne sont pas des moins communément exagérés. En dehors des sentiments religieux naturels, on en trouve dont l'exaltation ou la négation irraisonnée reconnaissent comme cause originelle cette perversion maladive des sentiments que procure l'alcoolisme. N'étant pas le fruit de l'éducation, dérivant encore moins d'un choix raisonné, ils donnent parfois lieu à l'aliénation mentale ; leur origine dégénérative ne saurait donc être contestée. La marche de la folie dans le cas suivant apporte son appui à cette notion de l'origine dégénérative de certains sentiments religieux.

Observation IX. — Mlle B.... (Marie), cinquante-sept ans, sans profession, née et domiciliée à Florensac, entre à l'asile le 27 février 1886. Intelligente, de caractère égal, mais religieuse avec excès, Mlle B. n'a jamais été malade physiquement. Les renseignements manquent sur sa vie sexuelle, surtout sur son enfance, ses habitudes.

A l'âge de vingt-cinq ans environ, à l'occasion d'une mission prêchée dans son village, elle s'éprit d'un beau zèle pour la croix et résolut de se faire religieuse, vocation que les parents contrarièrent toujours. Depuis lors, elle se montra indifférente à tout ce qui ne touchait pas à la religion ; en prières, chantant ou criant, se levant la nuit à des heures fixes, vêtue avec une simplicité ascétique, elle se montre excitable et répond par des menaces ou des coups aux remontrances que lui attire sa conduite ; seul son père a de l'ascendant sur elle.

Vers l'âge de cinquante-sept ans, la démence a apparu avec son mélange d'idées de persécutions et de grandeurs, qu'entretenaient des perversions sensorielles de l'ouïe et de la vue. Elle oublie les cachettes où elle place quelques économies et accuse les gens du village de lui prendre son argent ; elle entend la nuit des bruits et des voix qui

facilement parmi les adhérents des doctrines politiques avancées. Nous ne croyons pas du reste formuler une hérésie en disant que l'armée de ceux qui sont montés incessamment à l'assaut de la société se recrute en grande partie parmi ces gens, descendants de buveurs, qui ne sont partisans convaincus des théories extrêmes que parce qu'ils apprécient les institutions du moment avec des idées fausses et sans souci de la justice et des moyens à employer. Nous n'hésitons pas à en donner un exemple; de nombreuses anomalies physiques et psychiques s'ajoutent du reste dans ce cas à cette exaltation des sentiments politiques.

Observation X. — M. T... (Flour), quarante-sept ans, cordonnier, né et domicilié à Lodève, entre à l'asile le 5 octobre 1882. Intelligent et éducable, bon ouvrier et sachant mener un commerce, ce malade a toujours été vif, emporté, exalté au point de vue politique; depuis sa jeunesse, il faisait des excès vénériens et buvait beaucoup de rhum et d'absinthe, excès qu'il a continués jusqu'à son entrée. A trois ans, à la vue d'un grand chien qui le menaçait, il eut des convulsions et consécutivement une paralysie infantile, qui, en définitive, le laissa atrophié de tout le côté gauche, surtout du membre inférieur.

A quarante ans, à la suite d'un incendie qui éclata à côté de son magasin et d'une condamnation à 200 fr. d'amende pour contravention à la loi sur les allumettes, et après une hémorrhagie rectale fort abondante, les défectuosités de son caractère s'exagérèrent; il se lança dans la politique à corps perdu. Peu après, sa fille est mise aux portes du tombeau par la variole; il est pris alors d'un fort découragement; il se croit empoisonné et est entretenu dans cette idée par des hallucinations auditives terrifiantes, veut se suicider, menace tout le monde. L'agitation fait place à une torpeur considérable.

Dans l'asile, l'état semble de prime abord fort grave; on croit à une paralysie générale. Mais l'agitation tombe vite et il ne reste qu'une exaltation intellectuelle, surtout marquée pour la politique; de nouvelles hémorrhagies rectales amènent un affaiblissement physique très marqué à chaque fois. Les troubles paralytiformes disparaissent graduellement, les perversions sensorielles aussi bien que les idées hypochondriaques. Au bout de quatre ans, il ne reste qu'un peu d'apathie intellectuelle, et il envisage sa situation avec trop de calme. C'est dans cet état qu'il est rendu à sa femme le 28 octobre 1886.

De petite taille, porteur d'un varus équin, le membre inférieur gauche atrophié en hauteur et en épaisseur, la peau pâle et jaune, sans un poil; le crâne petit, la moitié gauche de la face moins pleine que la droite, la langue un peu bifide à son extrémité, assez fortement myope depuis son jeune âge, l'œil gauche doué de tout temps d'une acuité visuelle moindre que le droit, cet homme présente, en outre, des altérations en rapport avec ses habitudes et ses maladies antérieures, telles que bourrelet hémorrhoïdaire, excitabilité musculaire, etc.

Le père était un alcoolique et mourut alcoolique.

Un frère aîné, malgré des excès nombreux de boisson, se porte bien; une sœur se porte bien, mais a un caractère fort emporté.

Les affections domestiques, l'amour conjugal, la tendresse des parents pour leurs enfants, la piété filiale, l'amour et l'amitié, sont des sentiments qui sont parfois la cause de manifestations maladives. La plupart de ces sentiments dominent parmi les causes d'aliénation mentale: exaltés ou diminués, ils reconnaissent parfois une origine dégénérative; du reste, nous avons recueilli à l'asile un exemple du sentiment de l'honneur personnel originellement exalté et entrant dans la réalisation de l'aliénation mentale comme cause prépondérante, chez un dégénéré alcoolique.

Les passions, elles, ont depuis longtemps été reconnues comme originellement déposées dans l'âme. L'absence de sens moral traduit fidèlement ce développement excessif des sentiments inférieurs. Érotiques, salaces, dépravés, voleurs, déserteurs, filles publiques, criminels de tous ordres, meurtriers, beaucoup sont des descendants d'alcooliques. Lombroso (1), Knecht (2), affirment que le crime et la folie sont les éléments

(1) Lombroso, *l'Homme criminel.*
(2) Knecht, *de la Transmission de la dégénérescence physique chez les*

conjugués de la dégénérescence progressive, héréditaire; et le dernier ajoute : « Par rapport à la gravité de la prédisposition héréditaire, les descendants d'alcooliques sont plus exposés. » De son côté, la doctoresse Tarnowskaïa (1) a observé 82 °/₀ d'ivrognes habituels parmi les parents des prostituées, et elle ajoute ces conclusions instructives : que toutes présentent un raccourcissement des diamètres crâniens; que 84 °/₀ offrent des signes de dégénération physique, tels qu'asymétrie faciale, anomalie du palais, des dents, des oreilles ; enfin que 18 °/₀ sont les derniers survivants d'une nombreuse famille de huit à treize enfants, tous morts en bas âge. Après ces travaux et ces opinions, la preuve de l'influence désastreuse de l'alcoolisme des parents sur les passions des descendants n'est plus à faire.

Si nous étudions ces passions, nous les voyons s'aggraver jusqu'à l'aliénation mentale et persister pendant la folie intercurrente ou surajoutée, et lui donner une couleur très-accentuée vers le mal. Les archives de l'asile possèdent deux observations typiques à cet égard. Dans celle que nous rapportons, c'est la perversité consciente entée sur un état pervers original ; dans l'autre, la perversité est en quelque sorte inconsciente.

Observation XI. — M. A... (Jean-Émile), dix-neuf ans, sans profession, né et domicilié à Mèze, entre le 31 mai 1882 à l'asile. Ce jeune homme a été toute sa vie un mauvais sujet; il a eu des instincts pervers dès qu'il a commencé à marcher. Livré à lui-même dans son tout jeune âge, grâce à la mort prématurée de sa mère et à l'inconduite notoire de son père, il fit de bonne heure l'école buissonnière et réus-

criminels et des rapports entre les lignes de dégénérescence et les névropathies. (Allgemeine Zeitschrift für Psychiatrie, 1883.)

(1) Tarnowskaïa, Prostitution, examen anthropométrique. (The Medical Record, 16 juillet 1887.)

sit cependant par son intelligence à avoir quelque instruction, malgré
les visites intermittentes qu'il faisait à son maître d'école. Il se plaisait
à vagabonder, à courir la campagne, maraudant, dénichant des nids
d'oiseaux, jouant des tours pendables aux cultivateurs et aux passants.
D'une indocilité complète, il fut envoyé dès l'âge de onze ans à la colonie pénitentiaire de Vailhauquès pour vagabondage et menus vols.
Il était la terreur de Mèze, il devint le cauchemar des gardiens de la
colonie : sujet à des colères intenses, irritable à l'excès, il fut maintes
fois fouetté, puni corporellement sans profit ; au sortir du cachot, il
ne cherchait qu'à se venger, à organiser la rébellion, à tenter l'esca-
pade, ne reculant pas devant la violence.

A seize ans, libéré, il retourne chez lui, non moins pervers, non
moins incorrigible ; pendant un an il s'emploie, grâce à un oncle, chez
un jardinier, mais le travail lui fait peur et ses instincts vagabonds le
saisissent. Il court alors tout le midi de la France, s'occupant à tout
travail de peu de durée, s'employant de préférence dans les cafés, où
il peut s'adonner à la boisson, au cognac qu'il préfère ; il fréquente
en outre les maisons de tolérance, où il apprend et pratique tous les
vices : pédérastie, masturbation, saphisme.

A vingt ans, au milieu de cette vie déréglée et désordonnée, au retour des vendanges qu'il avait faites dans la région de Béziers, il revient chez lui grelottant la fièvre ; mais l'impaludisme dissimulait mal
un accès de délirium tremens. Pendant sept mois, il reste à l'hôpital de
Mèze, continuant en cachette ses excès de boissons ; les accès fébriles
disparurent vite, mais il se montra peu à peu un état psychique et nerveux qui l'a fait admettre à l'asile. Énervé, agité par instants, ne
dormant pas, il a des perversions de la vue, se montre érotique, hypochondriaque enfin ; c'est ainsi que certain soir, voyant son lit mal fait,
il frappe dessus toute la nuit, croyant battre quelqu'un ; qu'il poursuit
la religieuse de ses obsessions, qu'il s'imagine n'avoir plus que quelques jours à vivre.

A son entrée à l'asile, il est en état de manie ; quelques mois après,
il était calme ; l'alcool était supprimé : il ne fut plus aliéné. Mais res-
taient les imperfections originelles : capricieux, paresseux, vantard,
volontaire, querelleur, batailleur, il fait dans l'asile le coq de village.

Il reste calme ainsi pendant deux ans ; mais, sans cause connue, survient alors un nouvel accès : énervement, céphalalgie, idées hypochondriaques ; il dit que ses poumons lui font mal ; il pleurniche pour obtenir un régime spécial, avoir des gourmandises, et menace si on ne les lui accorde pas. Depuis lors, à part des rémissions de quinze jours, dues autant à la sévérité qu'on montre envers lui qu'au traitement, la surexcitation est maintenue, les instincts dépravés se montrent à tout instant ; voleur, vicieux, insulteur, menaçant, violent, il est incapable d'une bonne résolution pendant plus de quinze jours ; le naturel reprend le dessus et on doit surveiller de très-près l'évasion, les tentatives de violence, la lubricité.

Bien bâti, bien pris de forme, de taille moyenne, mais manquant de mollets, la peau fine, non velue, il a une physionomie agréable, la tête ronde, de volume normal, aplatie au niveau du frontal gauche ; il existe un très-léger strabisme convergent des deux yeux. Anémie considérable, avec décoloration intense des muqueuses. Rarement malade du corps, il est sujet à quelques écoulements sanguins par l'anus, de nature traumatique ou hémorrhoïdale ; en outre, il a eu deux attaques épileptiformes, dont la valeur pathogénique est considérable, rapprochée des imperfections originelles de l'intelligence et des sentiments affectifs.

Son père est un absinthé, qui buvait beaucoup même avant son mariage, et qui dans son ivresse maltraitait sa femme, ses enfants ; toujours sous pression, il buvait la quinzaine avant de l'avoir gagnée, laissait sa famille dans la misère et finit même par abandonner ses enfants ; il continue du reste toujours ses excès. Le grand-père, cordonnier, était aussi un alcoolique méchant, qui fit mourir sa femme de mauvais traitements ; celle-ci mourut poitrinaire vers cinquante ans. Un oncle paternel, aussi grand ivrogne que le père, vagabonde. Une tante originale, cancanière, a une fille bien portante.

Sa mère était une honnête et brave femme qui mourut à trente-trois ans, épuisée des suites de couches. Le grand-père, vieillard de quatre-vingts ans, vit encore, sujet à des vertiges céphaliques dans sa vieillesse ; la grand'mère mourut à quarante-sept ans, à la ménopause. Sur quatre oncles, trois moururent de la variole, un autre est bien portant.

Un frère, compagnon habituel de ses maraudes, vols et débauches, enfermé comme lui à Vailhauquès, se fit mettre aux compagnies de discipline pour vol pendant son service militaire, et vient de succomber du choléra au Tonkin. Deux sœurs : l'une, élevée dans un orphelinat jusqu'à quinze ans, n'a pas vécu six mois au dehors sans faire des frasques, se mal conduire et quitter sa famille ; l'autre, âgée de douze ans, a été abandonnée chez sa nourrice ; on ignore ce qu'elle est devenue.

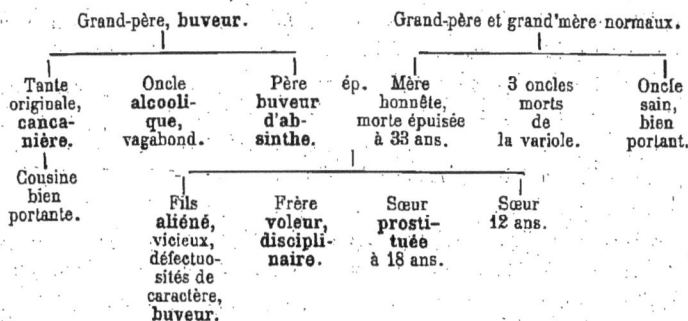

Grand-père, buveur.				Grand-père et grand'mère normaux.		
Tante originale, cancanière.	Oncle alcoolique, vagabond.	Père buveur d'absinthe.	ép. Mère honnête, morte épuisée à 33 ans.		3 oncles morts de la variole.	Oncle sain, bien portant.
Cousine bien portante.	Fils aliéné, vicieux, défectuosités de caractère, buveur.	Frère voleur, disciplinaire.	Sœur prostituée à 18 ans.	Sœur 12 ans.		

La dipsomanie (*mania alchoolica periodica*) est au nombre des passions que l'on rencontre souvent chez les dégénérés ; mais cette forme est morbide : il arrive bien plus souvent de voir un appétit continuel et surexcité pour les liqueurs fortes, pour le vin. Nous verrons plus loin qu'il arrive souvent que cette alcoolisation personnelle ajoute ses effets psychiques à ceux de la dégénérescence elle-même et donne lieu à des maladies mentales à caractère particulier ; quoi qu'il en soit, il est un fait avéré : c'est que les enfants des ivrognes sont souvent des ivrognes. Rarement cette passion est seule ; elle se combine facilement avec les diverses passions génitales, religieuses, politiques. L'observation suivante nous en est une preuve suffisante.

Observation XII. — Mme H.... (Anna), épouse L..., trente et un ans, marchande de bric-à-brac, née à Bourg-Saint-Andéol (Ardèche),

9

domiciliée à Béziers, entre à l'asile le 10 novembre 1886. Intelligente et réussissant dans son commerce de bric-à-brac, elle faisait marcher à elle seule la maison. Mariée à dix-sept ans à un homme immoral, elle avait déjà du goût pour les liqueurs fortes et buvait jusqu'à l'ivresse du vin, du cognac et de l'absinthe; elle continua ses excès alcooliques et mena, de concert avec son beau-frère, une vie des plus irrégulières. De cinq enfants qu'elle a eus, aucun n'est de son mari, assure-t-elle. A la mort de son beau-frère, dix-huit mois avant son entrée à l'asile, elle exagère ses excès de boisson et boit jusqu'à un demi-litre d'absinthe tous les jours. Elle ne tarde pas à se croire électrisée : son mari commande le fluide, qui est porté le long des tuyaux de conduite du gaz, et lui fait voir, entendre, ressentir des choses qui se rapportent toutes au sens génésique; dans la rue, elle attire comme l'aimant les hommes près d'elle ; ils la suivent et se montrent obscènes; ou bien elle voit des précipices, entend des refrains de café-concert dirigés contre elle et chantés par des oiseaux invisibles ; on écrit des livres sur sa vie intime, on l'accuse de s'occuper de politique et on la martyrisera le jour de sa fête, car elle a eu des relations avec des chiens. Cette électricité l'énerve génitalement, l'oblige à courir, à sauter, danser, se lever, lui arrache les yeux, lui déplace le cœur; « c'est tellement intense qu'elle se croit dans les nuages. » Après plusieurs plaintes portées à la police, celle-ci la fait enfermer.

Dans l'asile, cette folie des persécutions si nette, dépendant entièrement des perversions sensorielles, revêt le masque de la surexcitation maniaque ; la nuit, elle a bien des insomnies, pendant lesquelles elle parlotte, dit des grossièretés et se montre irritable aux remontrances; mais les perversions sensorielles deviennent rapidement de plus en plus élémentaires : dans l'espace d'un mois, elle n'a plus que des étincelles passagères, des sifflements rapides ; le sens génital se tait. Quelques poussées, de moins en moins intenses, se produisent ; ce n'est plus que de la céphalée certains jours. Survient une petite bronchite avec fièvre rémittente ; Mᵐᵉ H.... s'alite pour huit jours, et trouve dans cette maladie une crise salutaire à son état mental. Quelques semaines après, elle était rendue à sa famille.

De taille moyenne, de formes harmonieuses, d'un physique agréablé, la physionomie intelligente, cette malade a toute la moitié droite de la face moins développée que la gauche. La peau est hâlée comme celle de certains gitanos, le visage allongé, le menton pointu, la tête petite ; mais le front bombé, plus à gauche qu'à droite, et le crâne pointu en arrière et assez volumineux dans son ensemble. A part des symptômes dus à l'alcoolisme, propres à la malade, on ne trouve pas d'autres particularités pathologiques.

Le père, adonné à tous les excès, surtout grand buveur, mais supportant bien la boisson, a mangé une assez jolie fortune. Le grand-père, buveur aussi, est mort d'un rhumatisme à soixante-dix ans; un grand-oncle est mort aliéné.

La mère est morte poitrinaire à quarante ans, peu après son quatrième accouchement. Les grands parents et les aïeux sont morts fort âgés. Quatre oncles sont inconnus.

Deux frères moururent de la rougeole.

Quatre enfants de son beau-frère : deux morts à trois et dix-huit mois, d'athrepsie ; deux vivants, bien portants et intelligents, ont sept et dix ans.

3° *Intelligence.* — Toutes ces facultés diverses, par lesquelles notre esprit perçoit les objets, se retrace leur image et se les rappelle, conçoit la vérité, juge et raisonne, ne sont que les modes divers d'une faculté unique, dont le degré supérieur dans l'homme est la raison. Les vraies facultés de l'intelligence (conscience, sens et raison, mémoire, imagination) se distinguent facilement dans la vie ordinaire des opérations de l'intelligence (attention, comparaison) qui forment le raisonnement. Chez le dégénéré, le déséquilibre est le plus souvent très-accusé entre ces deux éléments de l'intelligence, ces derniers l'emportant souvent et faisant des aliénés des gens raisonneurs, sinon raisonnables. Enfin, même dans l'une ou l'autre de ces catégories des facultés de l'intelligence, on trouve une désharmonie originelle fort évidente : l'imagination et la mémoire vont le plus souvent ensemble ; l'exaltation de la conscience et de la raison ont fait certains génies. Nous nous contenterons de signaler, parmi les dégénérés par alcoolisme, la présence de ces désharmonies, dont l'observation suivante donne l'idée :

Observation XIII. — M. D.... (Michel), treize ans, né et domicilié à Montpellier, entre à l'asile le 17 décembre 1887. Excessivement nerveux, ayant de la fièvre pour un rien, mais n'ayant jamais été sérieusement malade, cet enfant est intelligent, mais de sentiments excessifs. En possession d'une mémoire vraiment considérable, il eut, jusqu'à l'âge de dix ans, des succès dans les écoles primaires ; le calcul et le raisonnement étaient ses points faibles. A cet âge, toujours désireux d'avoir la première place, il devint lent à faire ses devoirs et se fatiguait pour y parvenir. D'un extérieur timide, il était chez lui un démon : autoritaire, entier, faisant plier ses frères et sa mère à ses caprices ; d'une imagination maladive, il rêvait misanthropie, solitude, mais ne pouvait sortir sans sa mère.

A l'époque de sa première communion, les sentiments mystiques remplacèrent ces sentiments trop humanitaires et réformateurs ; il ne parlait que de Dieu, des mystères et d'autres choses au-dessus de sa portée.

A douze ans, il fut un jour poursuivi dans la rue par des va-nu-pieds à qui il avait sans doute essayé d'exposer ses théories, et se réfugia avec peine dans les bras de sa mère, apeuré, effrayé. Ce fut le début d'une agitation excessive : cris, gestes désordonnés, violences, se montraient comme sous l'influence d'impulsions ; la moindre réprimande suscita dorénavant des colères et des actes extravagants ; dans son égarement, il frappait, détruisait, criait, enjambait le balcon, etc. En même temps le délire s'accentua et prit la forme du délire des grandeurs associé à celui des persécutions : il est fort, refuse les pantalons courts, voudrait être Peau-Rouge pour faire peur aux autres enfants ; il désire le bien de tout le monde ; il a horreur du mensonge ; affiche des haines patriotiques qui ne sont pas de son âge ; il ne reconnaît aucune autorité et reproche à Dieu de faire ronger par les vers nos cadavres. Pas la moindre perversion sensorielle ; seule, l'hyperesthésie des sens se traduit par des tressaillements involontaires au bruit du vent, au

pas d'un passant ; en outre, il a quelques mouvements choréiques isolés des épaules ou du visage.

Dans l'asile, il présente les signes de la manie avec prédominance
d'idées de grandeurs et de persécution : il accuse une chaleur inu-
sitée dans tout le corps, un sentiment de force, un besoin de mouvement continuel ; des idées baroques lui traversent l'esprit, nées de
sensations extérieures, le font rire involontairement. Il a sur toutes
choses des idées très-élevées, qu'il désespère de voir appliquées ; invul-
nérable, inaccessible, etc., sont des qualités qu'il donnerait sa chair
pour posséder ; l'histoire, ses souvenirs littéraires entretiennent ces
idées, où l'incoordination plutôt que l'incohérence règne en maîtresse.
Se voyant incompris ou raillé, il s'est isolé, a même subi en martyr les
menaces et les horions de ses camarades, parfois s'est révolté et a fait
pâtir sa famille de ce fait. Ce délire, purement psychique, l'accompagne
dans son sommeil : il rêve d'hommes forts luttant entre eux, et une voix
douce lui paraît exprimer ses idées ou répéter ses souvenirs au moment de s'endormir. L'esprit très-malléable, il a pris depuis son entrée
une direction religieuse qui lui vient des conversations qu'il a avec
un autre aliéné, ancien chantre et sacristain, à qui on a confié le soin
de le diriger.

Faible, débile, peu développé pour son âge, cet enfant est asymétrique de la face : toute la moitié gauche de la face et du crâne est notablement plus petite que la moitié droite ; les proportions sont bien
gardées entre les diverses parties du corps ; blond, il a la peau blanche,
la physionomie agréable, le nez fort ; il a de nombreux tics du côté
gauche de la face, et porte sur ses lèvres et sur le cou des desquamations furfuracées. Rien d'anormal dans les viscères ; l'excitabilité musculaire et tendineuse est seule accrue.

Le père, âgé de quarante-deux ans, ancien sous-officier, est fort et
robuste, mais d'une irritabilité extrême ; il fait volontiers des excès
de boisson et pousse les idées jusqu'à l'exagération ; il a abandonné sa
femme depuis longtemps. Le grand-père, fantasque, était un ivrogne
dans toute l'acception du terme. La grand'mère mourut au Brésil,
de la fièvre jaune. Un oncle, fort et intelligent, a eu huit enfants fortement scrofuleux ; un autre oncle, faible de constitution, n'a pas eu
d'enfants. Une tante bien portante a eu trois enfants, dont le plus jeune,
une fille, est faible d'intelligence.

La mère, trente-cinq ans, débile, eut entre treize et seize ans des manifestations hystériques, qui se traduisaient quotidiennement par des
contractures des doigts et des orteils, durant trois à quatre heures, se
généralisant pour plusieurs jours à tout le corps, à l'occasion d'une
émotion ; disparues avec l'instauration des règles, ces manifestations
hystériques se sont reportées sur l'état psychique : sensiblerie, idées
bizarres relativement à l'influence de ses déterminations sur l'état mental de son fils ; intelligente, elle n'a pas eu de maladie réelle. La grand'-
mère mourut tuberculeuse à trente-huit ans ; le grand-père, consécutivement à une attaque survenue à soixante-neuf ans, fut paralysé des
jambes, tomba dans la démence et fut emporté par une nouvelle congestion cérébrale ; l'enfant ressemble à ce grand-père. Une tante, célibataire, normale d'intelligence et de sentiments, est faible et sourde
depuis cinq ans, par suite d'angine chronique.

Un frère et une sœur : le premier, fort, vigoureux, intelligent, dé-
luré ; la seconde, vive, nerveuse, agitée, apprenant facilement ; l'un et
l'autre ont eu de graves convulsions dans leur jeune âge.

Nous nous abstiendrons de citer d'autres exemples ; à la
lecture des observations disséminées dans notre travail, on
reconnaîtra facilement la vérité de ce que nous venons d'énon-
cer : déséquilibre en tout, même entre les facultés les plus
indépendantes. Telle aptitude aux sciences, aux arts, ne reconnaît pas d'autre source. Un autre caractère capital de ces
altérations partielles des facultés de l'intelligence, parmi les
membres de certaines familles alcoolisées dans l'un de leurs
générateurs, est leur caractère originel, sur lequel l'éducation
ne peut presque rien. La discussion sur les enfants menteurs,
que souleva à la Société médico-psychologique M. Bourdin (1),
nous paraîtrait avoir eu une base autrement solide, si elle
s'était appuyée sur l'origine alcoolique de la plupart de ces
anomalies mentales. Avant toute éducation, au berceau ou
lorsque s'éveille le sentiment ou la faculté déviés, ces feux qui

(1) Bourdin, les *Enfants menteurs*. (*Ann. méd.-psych.*, 1883, p. 374.)

couvaient sous la cendre éclatent avec une intensité dévorante et font reconnaître, dès l'abord, la morbidité de leur cause.

En résumé, l'alcoolisme traduit son influence sur l'état intellectuel originel de la descendance par des effets incontestables ; chacune des trois grandes facultés de l'âme (intelligence, sensibilité, volonté) est atteinte dans sa quantité ou sa qualité ; leur fonctionnement isolé ou leur consensus habituel, qui fait de chaque homme une personnalité ou un être vivant au milieu de ses semblables suivant les conventions sociales, est plus ou moins lésé, et cela dès la naissance ; l'éducation, cette génération psychique, est le plus souvent sans ressources contre ces anomalies de l'état intellectuel et moral, et la société doit le plus souvent imputer à l'alcoolisme des géniteurs ces états morbides constitutionnels.

§ B. **Etats fonctionnels.** — « La folie n'a qu'une soudaineté supposée, dit Morel (1). Les troubles ont été précédés de phénomènes incubatoires, dont le point de départ est dans l'ascendance ; ils sont l'expression terminale d'un état de souffrance antérieur, avec complication de troubles intellectuels datant de plusieurs années. » Rien, on le sait, n'est plus commun chez les dégénérés que l'aliénation mentale ; tous la côtoient, la plupart y versent. Il serait inutile de produire à nouveau les édifiantes statistiques qui, depuis cinquante ans, ont été publiées sur ce sujet ; c'est que l'état originel du dégénéré est déjà une tendance au délire (de lirā, hors du sillon). Aboutir de ces perversions natives à ces perversions maladives de l'esprit n'est pas en effet nécessaire : beaucoup de dégénérés restent braques, insociables, ou avec d'autres défauts de ce genre, toute leur vie ; mais la transformation de cet état originel en un état fonctionnel tendant à se constitutionnaliser

(1) Morel, *de l'Hérédité morbide progressive ou des types dissemblables et disparates.* (*Arch. générales médecine,* 1867.)

sous cette forme est fort probable|; vienne en effet une occasion, et alors la folie sera vite constituée. L'étude des causes de ce passage de l'état originel à l'état constitutionnel s'impose donc.

Les causes de l'aliénation mentale chez un dégénéré par alcoolisme sont de tous les instants : immédiates, liées aux états physiologiques, aux maladies, aux intoxications ; tout est occasion pour délirer, pour verser dans l'aliénation mentale.

a) CAUSES IMMÉDIATES. — Les causes déterminantes de l'aliénation mentale sont alors très-légères, rarement isolées, le plus souvent combinées aux autres causes dues à l'individu ou au milieu. Ce sera parfois l'exagération de ces anomalies de caractère, de ces passions marchant naturellement de pair avec l'âge, comme nous l'indique l'observation suivante :

Observation XIV. — Mme D... (Élisabeth), épouse A..., quarante-six ans, sans profession, née et domiciliée à St-Jean-dè-Buège, entre à l'asile le 1er février 1884. Intelligente et vive, mais d'humeur mobile, elle fréquenta l'école et y prit une certaine instruction ; elle n'a jamais été malade. A quatorze ans, les règles apparurent avec difficulté, mais sans troubles psychiques. Mariée à dix-neuf ans, elle tint toute sa vie le ménage dans la petite ferme qu'habite son mari, propriétaire assez aisé ; laborieuse et économe, elle aurait voulu tenir les cordons de la bourse ; mais le mari s'y refusait, et c'était là la source de fréquentes discussions. Vers quarante-cinq ans, la menstruation, que quatre grossesses n'avaient que peu ou pas troublée, devint irrégulière ; en même temps elle se brouille avec sa famille et ne vit plus en bonne intelligence avec son fils. Impressionnable, irritable, emportée même, elle s'inquiète plus que de raison de certaines difficultés financières, se préoccupe de sa santé, envoie chercher des médecins à tout propos, croit à toutes les prescriptions des voisins, s'évanouit à volonté, se palpe, s'attend à mourir d'un moment à l'autre. D'un autre côté, elle est indocile pour tout traitement sérieux.

Elle présente à l'asile les signes de la lypémanie à direction hypochondriaque ; ses douleurs sont multiples et à siége varié ; la tête seule ne lui fait pas mal. Il n'y a pas de perversions sensorielles ; la santé physique est détériorée, l'anémie est profonde, mais les sensations sont évidemment exagérées. Quelques jours après son entrée, cette malade contracte la variole, mais l'état mental reste le même. Après trois mois de séjour à l'asile, elle sort, sur la demande de ses parents, comme elle était entrée.

Le père, quatre-vingt-trois ans, est en bonne santé ; rhumatisme noueux.

La mère est morte à soixante-cinq ans, après s'être profondément alcoolisée toute sa vie. Un oncle maternel perdit la raison vers l'âge de vingt ans ; pas d'autres renseignements.

Quatre frères, l'un mort sous les armes, un autre d'excès de boissons ; deux autres sont bien portants.

Quatre enfants, l'un mort d'accident à vingt-sept mois, l'autre de diarrhée estivale à vingt-deux mois. Un garçon intelligent, vingt-cinq ans et bien portant. Une fille scrofuleuse, onze ans, dont l'instauration des règles est fort difficile.

Ce seront des causes minimes, qui, chez un individu bien équilibré, non en imminence de perte de la raison, seraient restées sans résultats ; la frayeur, comme le montre, entre autres, l'observation suivante, sera capable d'amener la folie.

Observation XV. — Mlle B.... (Anna), trente-huit ans, née et domiciliée à Montouliers (Hérault), entre à l'asile le 22 décembre 1880. Intelligente, possédant une certaine instruction, très-forte et très-active, le caractère très-doux, Mlle B. n'a jamais été malade, mais souffrait parfois de douleurs de tête assez vives. N'ayant jamais eu de chagrins ni fait d'excès, désirant vivre célibataire, elle entend une nuit frapper à sa porte et en conçoit une vive frayeur ; ses idées deviennent incohérentes d'abord, puis naît un délire général avec prédominance d'idées de persécution : elle croit qu'on veut l'empoisonner, lui faire du mal ; elle voit et entend une de ses sœurs morte depuis longtemps ; les anges lui rendent visite, elle est sainte.

A l'asile, pendant de longues semaines, elle refuse de manger, par-

lant, criant, prêchant ou pleurant sans cesse ; elle a toutes sortes de
pouvoirs surnaturels ; elle prend les uns pour les autres et reconnaît
plusieurs membres de sa famille dans les malades de la section. Le
décousu est extrême, c'est une démente agitée ou une maniaque. Pendant un an, l'agitation persiste avec la même intensité, les rémissions
sont de quelques jours ; puis, une lésion cardiaque ayant été reconnue,
on obtient avec de la digitale des sédations notables ; mais de petits
accès vite calmés se produisent encore. Deux ans après, il y avait
une amélioration importante au point de vue de la maladie, qui semblait devenue chronique et incurable ; peu à peu l'irritabilité et les
impulsions disparurent ; l'habitus, les manières, devinrent meilleurs ;
de bruyante et indocile, elle était devenue calme et obéissante, et il
n'existait plus de perversions sensorielles. Elle fut rendue à la liberté
le 25 novembre 1883.

D'une forte complexion, d'un tempérament sanguin, le système musculaire bien développé, la poitrine voussée en avant, le cou court, la
colonne vertébrale déviée à gauche, cette malade n'offre de pathologique qu'une lésion cardiaque se traduisant par le battement des caro-
tides, du larmoiement, l'irrégularité du pouls, la rudesse du premier
bruit, la perception du choc précordial sur un large espace.

Le père, faible d'esprit, fort et vigoureux, mourut à soixante ans ;
il aurait eu pendant un an environ un accès d'agitation, principalement caractérisé par des idées de crainte. Le grand-père, trois oncles
et une tante, sont morts forts âgés ; la grand'mère est inconnue.

La mère, soixante-dix ans, ivrogne, a toujours bu beaucoup de vin
et commence à s'abrutir. Le grand-père, ancien militaire, intelligent et
vigoureux, est mort à soixante-dix ans. Un oncle, mort âgé, a perdu
de la phthisie deux enfants âgés de vingt et vingt-sept mois ; une tante,
ivrogne comme la mère, mourut des suites de brûlures qu'elle s'était
faites en tombant dans le feu ; elle a laissé une fille mariée et bien portante.

Une sœur, quarante et un ans, à faciès cardiaque, se porte bien, a
perdu l'un de ses enfants de méningite ; une autre sœur devint aliénée à vingt-trois ans : toutes deux ressemblaient physiquement à la
malade.

L'accomplissement du moindre devoir de citoyen, la peur d'être enrôlé, comme dans le cas suivant, est aussi capable de faire éclater l'aliénation mentale; c'est que l'équilibre est instable, c'est que ces dégénérés ne considèrent pas les choses comme le vulgaire, qu'ils se sont fait, l'imagination aidant, sur les choses les plus ordinaires, des opinions ne cadrant pas avec la réalité, et que leur volonté ou leurs sentiments résistent pour les aborder de front; ils se cabrent alors contre les convenances sociales, mais ils sortent de la voie, mais ils déraisonnent.

Observation XVI. — M. B... (Antoine), trente-deux ans, né et domicilié à Caux, propriétaire, entre à l'asile le 11 octobre 1873 pour la première fois, le 27 octobre 1880 pour la seconde fois.

Ce malade, intelligent, toujours le premier dans le courant de ses études, rangé et ne faisant pas d'excès, dirigeait la maison et la propriété avec succès; mais sombre, d'une timidité excessive, il fuyait la société et n'allait pas au café, croyant que tout le monde le regardait et s'occupait de lui. Il eut deux maladies graves, une double pneumonie dans son enfance, l'autre à vingt-cinq ans.

En 1870, il fut sur le point de partir comme mobile; il voulut ne pas servir, il s'était creusé une cachette où il courait se cacher dès qu'un gendarme paraissait dans le village, croyant toujours qu'on venait l'incorporer. Dès lors, datent les premières manifestations du dérangement d'esprit; cependant ce n'est qu'à peine alarmé. Après leur retour du service, on le surprenant souvent rire tout seul; tout à coup naquirent de nouvelles idées de peur; les gendarmes voulaient le prendre parce qu'il s'était contrabandé, voleur; sa maison était conduit avec certaines femmes; craignant d'être assassiné; souvent il portait des armes sur lui. Il prétendait qu'il était en relation avec certaines gens du village.

A l'asile, il présente les signes d'un délire des persécutions; il est en charge des hallucinations; il éprouvait du chagrin, coupable vis-à-vis même; il craignait de voir les grandeurs d'abord. Au bout de trois ans, les hallucinations devenant rares, les troubles intellectuels...

faiblissant, R..., inoffensif désormais, pouvait être rendu à sa famille. Mais, après trois ans de séjour dans la société, R..., entrait à nouveau dans l'asile, agité à la façon des déments ; depuis lors, il a vécu en dément, travaillant sans intelligence à ce qu'on lui met dans les mains, criant parfois pendant quelques minutes, parlottant sans cesse, ne fréquentant personne, ramassant des inutilités ou des ordures, insouciant, peu touché des visites que lui fait sa famille. De taille moyenne, de bonnes proportions, vigoureux, la tête a un volume normal, mais le front n'a pas de saillies. Pas d'asymétrie, visage ridé ; dents mal implantées, mal usées, les incisives inférieures aux dépens de leur face antérieure ; voûte palatine arquée. Rien dans les principaux viscères. Facies de vieil aliéné.

Le grand-père paternel du malade était un homme borné d'intelligence, qui faisait de grands excès alcooliques. Le père, moyennement intelligent, buvait aussi passablement : on le trouva un jour mort dans les champs, brûlé par un feu de ronces qu'il avait allumé.

La mère est une femme très-nerveuse et intelligente, cousine d'un aliéné, entrée par deux fois à l'asile et parente au quatrième degré avec un criminel exécuté à Pézenas, qui, par ses arrestations à main armée, avait jeté la terreur dans tout le Midi.

Deux frères : l'un célibataire et peu intelligent ; l'autre, marié, a le crâne en pain de sucre, à la façon des fœtus dont les pariétaux ont chevauché pendant un accouchement laborieux.

A ces causes multiples, tenant au milieu social dans lequel est jeté le dégénéré pendant la vie, nous pourrions en ajouter quelques autres, le traumatisme par exemple, dont M. le professeur Verneuil consacre ses meilleurs arguments à démontrer l'influence sur le réveil des diathèses, influence que nous avons nous-même signalée dans une récente observation (1). Mais la démonstration de l'influence de ces diverses causes, morales ou physiques, sur l'apparition de troubles mentaux,

(1) Combemale et Fédou, *Traumatisme réveillant une syphilis ignorée.* (*Un. méd.,* 1887.)

est du reste depuis si longtemps établie que nous n'insistons pas outre-mesure ; la présence d'alcooliques parmi les ascendants des individus aussi peu résistants aux causes internes ou externes est le seul fait que nous voulons retenir, de concert avec les stigmates physiques ou psychiques, pour indiquer d'où proviennent le plus souvent cette prédisposition à l'aliénation mentale et l'apparition de la folie pour des causes peu intenses. L'individu est dégénéré, et c'est à cette dégénérescence qu'il doit sa susceptibilité mentale.

b) INFLUENCE DES ÉTATS PHYSIOLOGIQUES (*puberté, ménopause, puerpéralité, etc.*). — La puberté par elle seule suffit à faire éclater, sous la plus faible cause occasionnelle, l'aliénation mentale latente. Les Allemands, Hecker (1), Fink (2), lui ont donné le nom d'hébéphrénie et en font une psychose présentant successivement et indubitablement les symptômes de la mélancolie, de la manie, puis de l'affaiblissement intellectuel avec délire généralisé, et enfin la démence. Étroitement liée à la transformation physique que subit l'organisme de dix-huit à vingt-deux ans, l'évolution psychique est arrêtée dans son développement normal, et ses symptômes (altérations du caractère, de l'humeur et des sentiments, exagération de la sensibilité, exubérance de l'imagination, excitation ou dépression, etc.) sont en quelque sorte déclarés en permanence et stéréotypés dans l'organisme psychique par la maladie ; l'horizon intellectuel, la puissance de la pensée, cessent de s'élargir, et il en résulte une forme particulière de faiblesse intellectuelle dès lors permanente. Le combat de l'organisme a cessé, mais les éléments combattants sont en quelque sorte pétrifiés dans l'attitude de la lutte, et il ne se produira à peu près plus

---

(1) Hecker, *de l'Hébéphrénie*. (*Virchow's Archiv*, 1872.)

(2) Fink, *Contribution à la connaissance de l'hébéphrénie*. (*Allgemeine Zeitschrift für Psychiatrie*, 1880.)

d'autres conceptions que celles qu'elle avait produites. L'observation qui suit paraît suffisante pour démontrer les rapports de l'hébéphrénie avec la dégénérescence par alcoolisme ; la curabilité de ces troubles mentaux est du reste fort problématique, la répétition de leur acuité fréquente.

Observation XVII. — Les deux malades dont suivent les observations sont frère et sœur. La sœur, L... (Augustine), vingt-six ans, sans profession, née à Cette, domiciliée à Frontignan, entra à l'asile le 11 septembre 1884. Le frère, L... (Paul), dix-sept ans, né et domicilié à Mèze, entra à l'asile successivement le 28 mai 1880 et le 3 août 1883.

La sœur, médiocrement intelligente, peu robuste, mais jamais sérieusement malade, parvint jusqu'à l'âge de dix-neuf ans sans encombre, travaillant avec sa mère au ménage ; insouciante et coquette, elle faisait une ménagère peu occupée. Mais elle souffrait fréquemment de douleurs de tête, coïncidant avec des poussées congestives vers l'encéphale au moment des règles, qui étaient du reste régulières. A dix-neuf ans, premier accès de manie très-passager, d'un mois à peine de durée.

Mariée vers vingt et un ans, elle a en quatre ans trois enfants. A son second accouchement, elle perd le premier enfant d'un horrible accident ; mais ce malheur ne produit pas de trouble psychique. Six mois avant son entrée à l'asile, elle accouche pour la troisième fois d'un enfant mort ; fatiguée par l'allaitement précédent, elle est surmenée pendant cette troisième parturition et ne tarde pas à déraisonner ; des idées de jalousie traversent son esprit : son mari la trompe avec sa sœur, et elle veut le châtier en le châtrant. L'agitation vient ensuite, elle ne tient pas en place ; elle a aussi des idées de tristesse prononcées. Elle est amenée à l'asile en pleine manie : le délire est niais, en rapport avec le peu de développement intellectuel ; l'agitation musculaire intense ; elle tripote son lit, chante, danse, parlotte constamment, refuse tout travail. Au bout de cinq mois de séjour, elle était devenue calme et pouvait sortir ; depuis trois ans, la guérison ne s'est pas démentie.

Grande, les membres graciles, le crâne petit, la physionomie agréa-

ble, mais peu expressive, anémique ; pas d'anomalies de développement.

Le frère, d'une intelligence moyenne, mais beaucoup plus développée comme mémoire, est allé pendant plusieurs années à l'école et
n'a appris qu'avec peine les éléments du calcul, alors qu'il met assez
bien l'orthographe. Il n'a eu comme maladie qu'une tumeur blanche
de l'articulation coxo-fémorale gauche, qui a laissé une claudication
très-marquée. Peu surveillé par sa famille, il faisait l'école buissonnière, courait les champs; placé par charité chez plusieurs maîtres,
il ne put apprendre aucun métier, à cause de la mobilité de son esprit ou de son peu d'attention.

A dix-sept ans, sans autre cause connue que la misère, éclate un
accès de manie qui se traduit par des excès de boisson, une agitation
incessante, des idées de grandeur. Vagabond, il se fait arrêter comme
tel par la gendarmerie, et il est amené à l'asile. Le délire est général,
intense ; l'incohérence très-marquée, l'agitation considérable ; la santé
générale est sérieusement atteinte par épuisement des forces. Il se
dit fort intelligent, né pour de hautes fonctions, destiné aux honneurs :
politique, religion, sciences, agriculture, rien ne lui est étranger. Au
bout de six mois, il était rendu à la liberté.

Mais deux ans et demi après, mal nourri et excité par de légers
excès alcooliques à l'occasion de la fête patronale de son village, il eut
un nouvel accès : il courait les rues, faisait du tapage, sans être dangereux. Amené à l'asile, il dit encore être préfet, déchire ses effets, refuse de travailler; au bout de quelques mois naissent des impulsions
suicidiques, et un matin, avec un ciseau de serrurier, il se frappe à la
tempe ; il veut mourir, est trop misérable en ce monde. Peu à peu l'a-
gitation tombe, le calme revient, mais les idées de supériorités restent
latentes; il ne fait pas comme les autres aliénés, il affecte même de ne
pas les fréquenter; ses lettres à sa famille sont emphatiques : il la rend
responsable de sa déchéance ; il se sent assez de courage pour recon-
quérir sa fortune. En outre, parfois il refuse d'obéir ; il s'emporte jusqu'aux violences ; il a des instincts érotiques : il maigrit alors, pâlit,
n'a plus un raisonnement sérieux.

De petite taille, fort et bien musclé, en dehors de sa boiterie et de
l'atrophie du membre consécutive à la coxalgie, ce jeune homme ne

présente rien d'anormal dans son développement crânien et corporel.

Le père, buveur, ivre presque tous les soirs, est mort cardiaque ; déséquilibré ; il a goûté de tous les métiers et a été successivement consul d'une minuscule république d'Amérique, courtier en vins, commis aux écritures, garçon de café, vivant par intermittences seulement avec sa femme.

La mère, excentrique, insouciante, paresseuse, eut des amours inconsidérées, dissipa par des prodigalités une fortune assez considérable, a toujours manqué de jugement et de caractère. Le grand-père, intelligent pharmacien, prodigue, actif, mais sans conduite, fut déporté en 1852, mourut d'apoplexie comme son frère, dont la vie fut la répétition de la sienne. La grand'mère, sensée, souffrit des frasques politiques et pécuniaires de son mari. Un grand-oncle, pharmacien, tour à tour allopathe et homœopathe, auteur de nombreuses spécialités, est déséquilibré pour tous les gens du pays.

Deux frères morts jeunes, hydrocéphales ; un autre bien portant, bon ouvrier, ne pouvant se fixer ; une sœur institutrice bien portante, composaient avec les malades ci-dessus la descendance. La sœur internée a perdu deux enfants sur trois, l'un mort-né, l'autre d'accident ; le troisième annonce bien.

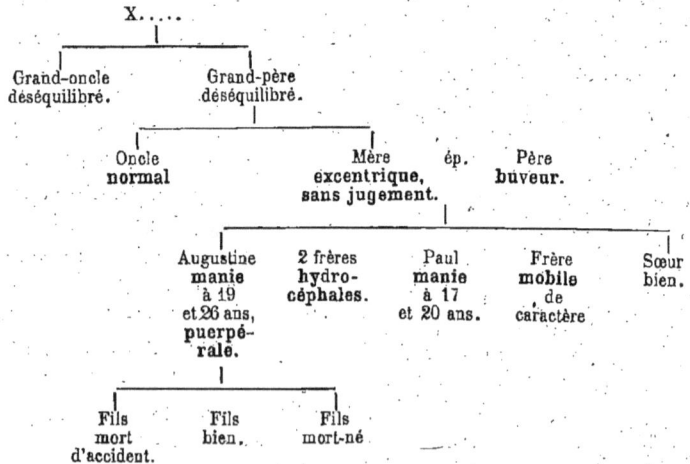

X.....

Grand-oncle déséquilibré.   Grand-père déséquilibré.

Oncle normal   Mère excentrique, sans jugement.   ép.   Père buveur.

Augustine manie à 19 et 26 ans, puerpérale.   2 frères hydrocéphales.   Paul manie à 17 et 20 ans.   Frère mobile de caractère   Sœur bien.

Fils mort d'accident.   Fils bien.   Fils mort-né

Si la puberté détermine souvent des troubles psychiques et sans consistance, traduisant les oscillations d'un esprit en voie de formation, elle peut donc aboutir aussi à la folie, à l'arrêt du développement intellectuel, à la démence.

Les autres états physiologiques sont susceptibles des mêmes effets chez les dégénérés, et il n'est pas rare de voir dans une famille de dégénérés la puberté, la ménopause, la vieillesse, être chacune, isolément ou successivement, l'occasion d'un accès de folie passager ou incurable. La ménopause chez la femme devient parfois à elle seule cause de la folie : les Allemands en ont fait une folie spéciale, le climactérium. Le cas suivant présente comme caractères singuliers d'être une folie de la ménopause, chez une femme qui n'a jamais été menstruée, folie se terminant du reste par le suicide, l'une des impulsions les plus habituelles de cette folie.

Observation XVIII.—Mme L... (Françoise), épouse C..., cinquante-quatre ans, sans profession, née et domiciliée à St-Gilles (Gard), entre à l'asile le 11 février 1886. Peu intelligente, sans instruction, elle n'a jamais pu qu'aider son mari à garder ses bœufs ; économe pourtant, elle a pu ramasser quelque argent. Robuste, très-forte, elle n'a jamais été malade et, phénomène particulier, n'a jamais été menstruée ; jamais aucun symptôme n'a non plus traduit des règles supplémentaires ; elle avait rarement du reste des désirs amoureux. Mariée à vingt-huit ans, elle avait alors les pâles couleurs ; cet état de chloroanémie disparut vite et elle prit beaucoup d'embonpoint ; elle a pesé jusqu'à 92 kilog. Elle avait fréquemment des furoncles et s'est fait trois fois opérer pour de volumineux lipomes.

A quarante-quatre ans, le caractère devint bizarre ; en outre, elle entendait fréquemment la nuit de prétendus malfaiteurs passer et repasser dans la rue en parlant. Vers cinquante-quatre ans, le lendemain de la mort de sa mère, elle fait de vrais actes de folie : tout est perdu ; elle a laissé mourir sa mère faute de soins ; elle est ruinée ; elle ne pourra pas guérir ; toute personne qui passe va la dénoncer à la

gendarmerie, car dans le payement des contributions elle a trompé
l'État; aussi tente-t-elle de se pendre et de se noyer, mais elle recule
devant la mise à exécution complète de ses desseins suicidiques; elle
veut entraîner son mari avec elle et s'accuse de l'avoir empoisonné,
d'avoir voulu mettre le feu. Les hallucinations redoublent et entretiennent ce délire lypémaniaque.

Elle entre à l'asile, l'intelligence conservée; amaigrie, triste, le cerveau hanté d'hallucinations pénibles et d'idées de suicide. Au bout de
six mois, la maladie mentale n'avait pas changé, les perversions sensorielles s'étaient atténuées; se sentant surveillée, elle ne songeait pas
à se détruire. Les idées avaient toujours une direction triste, et elle
s'accusait volontiers de mauvaise conduite, d'absence de soins, de mal-
versations d'argent, se prétendant ruinée, perdue, destinée au supplice;
elle vieillissait du reste rapidement. Sans qu'aucune exagération du
délire ait pu faire prévoir ce qu'elle méditait, elle se suicida par pendaison, le 23 août 1886, avec des cordes qu'elle gardait dans ce but depuis
plus de quinze jours. L'autopsie fut refusée par la famille.

De haute taille, la poitrine voussée, les lobes latéraux de la glande
thyroïde hypertrophiés; au cœur, il existait une hypertrophie compen-
satrice d'une lésion mitrale d'ailleurs peu avancée; dans l'abdomen, sié-
geait une tumeur médiane, dure, allongée, douloureuse, soulevée à chaque battement de l'aorte, mais ne présentant pas de bruit de souffle,
évidemment dépendante de l'utérus, et dont la nature, la date d'apparition, nous sont restées inconnues.

Le père, mort d'une pneumonie a frigore à soixante-deux ans, était
depuis longtemps un alcoolique lorsque naquit la malade.

La mère, robuste, économe et rangée, mourut fort âgée.

Plusieurs frères de la malade sont forts et robustes, mais possèdent
une tendance aux excès de boissons évidemment morbide.

Mais la fonction génitale chez la femme, une fois établie, devient aussi l'origine de troubles intellectuels et mentaux : les
impulsions à la dipsomanie, au vol, à l'érotisme, à l'incendie,
à l'homicide, au suicide, sont périodiques comme les menstrues chez certaines dégénérées; mais, si la grossesse survient pendant la gestation, au moment de l'accouchement,

la lactation, la folie peut éclater. Nous avons observé nous-même à l'asile semblable influence. Il serait trop long de rap-porter toutes ces observations; nous nous bornerons à don-ner la suivante, dans laquelle, sous l'influence de causes adju-vantes, les soucis et plusieurs lactations prolongées, une fille d'alcoolique a réalisé une aliénation mentale d'un pronostic grave.

Observation XIX. — Mme G..., née Jeanne C..., vingt-six ans, sans profession, née à Agen, domiciliée à Béziers, entre à l'asile le 6 mai 1887. Intelligente, cette malade reçut une certaine instruction; mais, d'un caractère vif, elle s'emportait facilement et était vite aga-cée. A l'âge de trois ans et demi, elle eut une convulsion à la suite d'une correction de sa mère; à huit ans, un cheval emporté la ren-versa, mais la chute fut insignifiante. Réglée à quatorze ans, il n'y a jamais rien eu d'anormal dans la menstruation.

Mariée à dix-huit ans et demi à un individu buveur et brutal, elle eut en sept ans quatre grossesses menées à terme et trois lactations (trente-cinq mois). Mal nourrie, vivant de privations, souffrant mora-lement de la conduite de son mari, elle cachait encore ses souffrances et se surmenait de travail pour nourrir ses enfants, payer son loyer. A vingt-cinq ans, altercation avec une voisine; condamnée à 10 fr. d'amende, elle n'en devint que plus irritable. Quatre mois après son dernier accouchement, le propriétaire réclame le loyer et menace de jeter les meubles à la rue; le mari n'a pas porté un sou au ménage de-puis trois semaines, elle lui expose la situation, il refuse; dispute; la même nuit éclate un accès de folie fort aigu: elle quitte la maison conjugale, menace de sauter la fenêtre, pleure, se plaint des misères qu'on lui fait, qu'elle se vengera; elle est perdue, on veut l'assassiner, faire rôtir son enfant, et elle se réfugie chez son père; là, elle ne mange pas de trois jours et accuse le diable de lui faire voir des choses ter-rifiantes.

Elle entre à l'asile en état de manie avec agitation; l'amaigrissement et l'anémie sont considérables; les idées de persécution sont très super-ficielles. L'agitation tombe assez rapidement, mais la malade reste fort embrouillée de l'intelligence et est du reste sujette, à la moindre excitation, à des accès de colère violents. Désobéissante, contrariante, d'une gourmandise et d'une voracité extrêmes, on n'obtient d'elle un peu de travail qu'avec peine, et la menace d'une punition procure seule quelque calme; insolente, grossière, menaçante même, récalcitrante, tracassière, la guérison ne semble pas prochaine, parce que la malade obéit trop à ses instincts.

D'une taille au-dessus de la moyenne, symétrique, maigre, anémique, la poitrine étroite; le crâne est un peu petit, et le front, assez bien développé, est rétréci latéralement; la région temporo-pariétale gauche est aplatie. La physionomie intelligente, fine même; les joues creusées de fossettes; la dentition est mauvaise, les lobes latéraux de la glande thyroïde sont un peu hypertrophiés, la tête est chaude, le foie en mesure que deux travers de doigt sur la ligne mamelonnaire. Il existe un strabisme interne convergent, bilatéral. La menstruation avance toujours de plusieurs jours, il y a même parfois de petites époques; la malade a beaucoup engraissé depuis l'entrée.

Le père, homme intelligent, est resté trente-deux ans dans les chemins de fer, a toute sa vie fait de nombreux excès alcooliqes auxquels il résistait bien, mais qui lui procurèrent, vers cinquante ans, une grave maladie de nous inconnue; émotif, mais beaucoup de jugement; mémoire un peu affaiblie. Deux oncles, tous deux buveurs: l'un mourut poitrinaire, à quarante-cinq ans, avait perdu cinq enfants tout jeunes ou poitrinaires, deux autres sont bien portants; l'autre, stérile, mourut de pneumonie. Une tante mourut à vingt-neuf ans, d'apoplexie. Une autre tante, aliénée (manie) du chagrin d'avoir été flouée dans une vente de maison, mourut poitrinaire peu de temps après sa guérison, laissant deux fils bien portants.

La mère, soixante-deux ans, nerveuse, maigre, sourde depuis fort longtemps, anémique toute sa vie, est une bonne et intelligente ménagère, qui n'a jamais été malade. Une tante maternelle mourut stérile à trente-six ans, de maladie utérine. Un oncle et deux autres tantes sont bien portants.

Trois frères morts, l'un né avant terme, l'autre à peine né; le troisième, à dix-sept mois, de convulsions. Deux sœurs bien portantes, travailleuses, assez intelligentes: l'aînée, nerveuse, peut-être hystérique; la seconde, strabique, à manifestations scrofuleuses. Leurs enfants sont bien portants; l'un d'eux est mort de convulsions au moment de la dentition.

Quatre enfants, trois filles et un garçon : deux filles mortes, l'une à huit jours, l'autre à seize mois, de convulsions. Une fillette de neuf ans, intelligente ; n'a pas eu de convulsions, mais un écoulement d'oreilles depuis l'âge de trois ans; est sujette à des indispositions fréquentes : insomnie, étouffements, grincements de dents la nuit.

C'est enfin à la vieillesse que les dégénérés peuvent devenir aliénés; des radoteurs avant l'âge, nous en avons vu de par le fait de leur dégénérescence; des vieillards aliénés, délirants, excités et turbulents nocturnes, hallucinés ou libidineux, suicidiques ou voleurs, l'alcoolisme de leurs parents peut en fabriquer aussi.

De tous ces faits il ressort donc, d'une façon incontestable, que l'influence des états physiologiques s'étend à tous les dégénérés. Nous avons voulu, par nos observations, prouver que c'est surtout aux dégénérés par alcoolisme des ascendants que s'applique cette notion de l'influence des états physiologiques sur le développement de l'aliénation mentale.

c) INFLUENCE DES MALADIES LOCALES DES APPAREILS ORGANIQUES. — La folie sympathique, cette folie, développée sous l'influence d'un processus pathologique de l'organisme, réagissant à distance et indirectement sur le cerveau, peut relever aussi de la dégénérescence alcoolique. Dans ce cas, l'hérédité fournit l'un ou l'autre substratum, soit la lésion organique qui appellera la détermination locale point de départ de la réaction psychique, soit la tendance de l'esprit à délirer. L'union de ces deux éléments, à un moment quelconque de la vie, surtout aux époques critiques que nous venons d'étudier, permettra la réalisation de l'aliénation mentale. Dans l'observation qui suit, la dysenterie fait germer la graine que renfermait le terrain préparé par l'alcoolisme ancestral; dans l'autre, le surmenage intellectuel permet la réaction psychique que demandaient les troubles hépatiques. Nous donnons sans commentaires les deux remarquables observations suivantes ;

Observation XX. — M. J...., (Hippolyte), cinquante-sept ans, cultivateur, né et domicilié à Frontignan (Hérault), entre le 5 mars 1885. Ce malade, dont les renseignements sur les antécédents personnels sont incomplets, a toujours mené une vie très-régulière. Sobre et travailleur, il n'a jamais commis aucun excès et ne quittait sa famille que pour le travail. Intelligent, mais préférant rester en sous-ordre que commander, cet homme a présenté cette particularité toute sa vie, que quatre heures de sommeil lui suffisaient amplement chaque jour ; il était d'un caractère très-doux.

Marié à trente et un ans, J... était d'une robuste constitution. A quarante ans, il contracta des fièvres intermittentes, qu'il garda sept mois, et, quelques années après, il était pris d'une dysenterie aiguë à laquelle fit suite une diarrhée chronique, qui ne cessa que huit mois avant l'entrée. A ce moment, il accusa sa femme d'infidélité et, convaincu qu'elle menait une vie irrégulière, se livra sur elle à des voies de fait ; ce qui se faisait et se disait autour de lui était dirigé contre sa personne qui gênait, d'où des idées de persécution et d'empoisonnement. Ne travaillant plus, il n'agissait qu'au gré de ses faux jugements et de ses illusions.

A l'asile, il présente les signes d'un délire des persécutions varié, dans lequel prédominent les idées de jalousie et auquel se rattachent diverses perversions sensorielles de l'ouïe et de la sensibilité générale. Mais bientôt ce n'est plus que de la lypémanie anxieuse par instants, au lieu des tendances suicidiques d'autrefois. Actuellement, des idées de grandeur se sont ajoutées à ce délire déjà compliqué ; cet homme se galonne, se décore, mais garde le masque de la lypémanie, de sorte que le calme semble cacher une démence commençante.

De taille moyenne, bien pris et bien musclé, les cheveux tout blancs et la barbe blanchissant aussi, cet homme ne présente rien d'anormal comme conformation extérieure, rien non plus dans les divers organes.

Le père mourut à l'asile de Montpellier à quatre-vingt-quatre ans, après trois ans de séjour à l'asile, dans la décrépitude sénile. Dès soixante-cinq ans, il avait abandonné sa femme; brutal vis-à-vis de tous, même de ses enfants, violent, vif, offensif, il avait de la répugnance pour le travail de la terre et ne croyait pas que ses enfants fussent de lui. Le grand-père paternel, vieux sous-offficier de l'empire, toujours pris de vin, mourut ivrogne invétéré. La grand'mère, une tante et un oncle paternels, sont peu connus.

La mère, très-vigoureuse, se rebiffant avec avantage contre les brutalités de son mari, portant un sac de blé ou traînant une brouette de sel comme un homme, intelligente et rouée, bonne et honnête personne, était épileptique et avait trois ou quatre attaques par mois, depuis l'âge de vingt ans; excitable comme les épileptiques, elle mourut subitement à cinquante-quatre ans. Le grand-père, paresseux, mais sobre et paisible, mourut à quatre-vingts ans; la grand'mère mourut à quatre-vingt-quatre ans de sa première-maladie. Une tante était morte à douze ans, épileptique.

Six frères ou sœurs: l'aînée, morte phthisique, avait perdu six enfants sur sept dans la première enfance; trois sœurs moururent entre six et dix mois. Deux frères survivent bien portants, ainsi que leurs descendants.

Sur six enfants, J... en a perdu deux jeunes; les autres, intelligents et bien portants, sont instruits.

Observation XXI. — M. G... (Nicolas), quarante-trois ans, employé à la literie militaire, né à Cosnes (Meurthe-et-Moselle), domicilié à Montpellier, entre à l'asile le 8 juillet 1884. Intelligent, d'une instruction primitivement peu soignée, mais qu'il a constamment essayé de compléter, cet homme a toujours beaucoup travaillé. De bonne heure musicien dans les fêtes publiques, il fit un congé militaire à ce titre et, depuis vingt ans, fait partie comme piston des orchestres de théâtre; en outre, il emploie sa journée comme comptable et trouve encore moyen de donner des leçons de musique. Ces excès de travail intellectuel durent depuis plus de vingt ans.

M. G... n'a jamais été malade à proprement parler; mais, d'un tempérament bilieux, l'été lui est particulièrement difficile à traverser: il a alors le teint et les sclérotiques jaunes, il vomit et a une diarrhée fréquente. Une petite saison à Lamalou avait amendé cet état progressivement plus grave ; mais, depuis plusieurs semaines, les vomissements avaient reparu, lorsque le malade eut une attaque congestive avec hémiplégie passagère ; quelque temps après, nouvelles congestions coup sur coup, apparition de perversions sensorielles de la vue, de l'ouïe, de la sensibilité générale, égarement : des gendarmes, à coups de crosse de fusil, prétendent arriver à lui faire déclarer où il a son argent ; pour les fuir il saute la fenêtre, pour se défendre il fait usage d'armes.

A l'asile, il garde pendant plusieurs jours le même délire ; l'alimentation est peu supportée, les troubles gastro-intestinaux étant intenses ; toutefois, au bout de quinze jours, l'appareil gastro-hépatique fonctionne mieux, l'intelligence devient nette, les idées de persécution et les perversions sensorielles disparaissent. Au bout de deux mois de repos à l'asile, cet homme est rendu à sa femme le 4 septembre 1884 ; depuis lors, la guérison s'est maintenue.

De haute taille, bâti en hercule, cet homme n'a rien d'anormal dans son état somatique.

Le père, gros buveur de liqueurs fortes, propriétaire lorrain, avait de fréquentes jaunisses ; il est mort à soixante-quinze ans.

La mère, florissante de santé jusqu'à un âge avancé, est morte à quatre-vingt-quatre ans. Un cousin maternel est mort tuberculeux ; une cousine âgée de soixante-dix ans est hémiplégique.

Deux frères : l'aîné, carrier, alcoolique et bilieux comme le père, mourut à cinquante-trois ans ; ses deux enfants sont intelligents et bien portants ; le frère cadet se fait remarquer par un caractère fort insouciant et a un fils que n'épargne aucune épidémie, voire la plus légère.

Un fils âgé de dix-huit ans, musicien et chef d'orchestre distingué, est un névropathe ; bilieux, il vomit souvent.

Outre le tube digestif, les autres organes, cœur, poumons, organes génitaux, retentissent sur l'encéphale ; la circulation elle-même est au plus haut degré capable de réagir sur l'état psychique ; l'hypohémie et l'hyperhémie du cerveau ont été (1)

----

(1) Luys, *Traité d'aliénation mentale*.

données comme les caractéristiques des états maniaques et lypémaniaques ; mais les raptus sanguins habituels vers l'encéphale reconnaissent pour cause un déséquilibre dans la circulation dont l'origine peut remonter à l'alcoolisme des parents. Nous ne voyons pas d'autre cause à la manie intermittente d'un malade à l'asile depuis vingt-cinq ans, petit-fils d'un alcoolique ayant abouti à l'épilepsie, et fils d'une mère égarée, maniaque à l'occasion de son premier accouchement, chez qui cette tendance se traduit depuis peu de temps par des attaques congestives, maintenant que son système nerveux et ses forces sont trop affaiblies pour réagir psychiquement, alors qu'autrefois il réagissait par des accès de manie d'une intensité incroyable.

En résumé, les maladies locales des appareils organiques peuvent être, chez le dégénéré, le point de départ d'une réaction intellectuelle morbide ; c'est un fait que nous croyons suffisamment établi par nos deux observations : la folie sympathique nous paraît devoir tirer de cette intervention de l'hérédité alcoolique dans quelques cas des indications précieuses.

d) INFLUENCE DES MALADIES LOCALES DU SYSTÈME NERVEUX. — 1° *Névroses*. — A part les altérations de l'intelligence, dépendant intimement de l'alcoolisme ancestral et amenant des effets contingents sous l'influence de causes diverses, il existe des maladies du système nerveux en particulier, qui sont l'expression de la tare héréditaire. Les convulsions de l'enfance sont fréquentes chez les descendants des alcooliques ; la plupart de nos malades en ont eu, leurs collatéraux en ont, leurs descendants en auront. MM. Baumès (1), Vernay (2), Déjerine (3), en ont cité des exemples ; pour ce dernier même,

(1) Baumès, *Traité des convulsions de l'enfance*, 1805.
(2) Vernay, *Convulsions par alcoolisme chez un nouveau-né.* (*Lyon médical*, 1872, p. 440.)
(3) Déjerine, *loco citato*.

la plupart des névroses peuvent, chez les dégénérés, reconnaître l'alcoolisme des parents.

L'hystéro-épilepsie est citée par MM. Bourneville et Leflaive (1) comme reconnaissant parfois pour cause l'alcoolisme des ascendants. Quant à l'épilepsie, souvent associée à l'idiotie, la microcéphalie, les témoignages ne manquent pas. M. H. Martin (2) annonce qu'un tiers des enfants issus de parents alcooliques sont des épileptiques, que la moitié meurt dans l'enfance, que le reste a des convulsions. M. Echeverria donne un résultat un peu différent : c'est 17,3 % d'épileptiques qu'engendrent les alcooliques (3); mais il ajoute cette statistique intéressante : 115 alcooliques procréent 476 enfants, 79 seuls vivent sains; parmi les autres, on compte 23 mort-nés, 107 atteints de convulsions, 3 suicidés, 96 épileptiques, 13 idiots, 19 maniaques, 7 paralysés généraux, 5 ataxiques, 26 hystériques, 23 paralytiques, 9 choréiques, 7 strabiques, 19 scrofuleux, 3 sourds, 87 atteints d'affections diverses. Les névroses et les maladies du système nerveux relèvent donc de l'alcoolisme héréditaire.

Mais à ces manifestations somatiques des névroses se lie bien souvent un état psychique originellement anormal, ou devenant morbide par le seul fait de la répétition de ces manifestations somatiques. Dans les asiles d'aliénés, on ne peut guère rencontrer que cette union des deux éléments. La fureur épileptique, la folie hystérique, sont les épisodes de cet état psychique; leur aboutissant, c'est la démence précoce, profonde et incurable, quelquefois dès le jeune âge. Mais le ca-

(1) Bourneville et Leflaive, *Hystéro-épilepsie, instabilité mentale, perversions des instincts*, in *Recherches clin. et th. sur l'épilepsie*, 1885.

(2) H. Martin, *de l'Alcoolisme des parents comme cause d'épilepsie chez leurs descendants*. (*Ann. méd.-psych.*, 1879, p. 48.)

(3) Echeverria, *Epilepsie alcoolique*. (*Ann. méd.-psych.*, 1881.)

ractère psychique particulier à chacun de ces états originels
(épilepsie, hystérie, etc.) persiste jusqu'à la mort; les lésions
surajoutées ne modifient que peu ou difficilement le type primitif de l'intelligence.

Les observations d'épilepsie dues à l'alcoolisme des parents
sont tellement nombreuses et les relations de cause à effet sont
si solidement établies, que nous nous dispenserons d'en fournir des exemples spéciaux. Nous croyons également inutile
d'insister sur la transformation si fréquente des convulsions
infantiles ou attaques d'épilepsie vraie sous la seule influence
de l'âge; nous croyons même qu'il n'y a pas le plus souvent
transformation et que les convulsions ne sont que de l'épilepsie
infantile.

Mais l'épilepsie ne reconnaît pas toujours une succession de
convulsions antérieures; comme pour l'hébéphrénie, les causes
les plus vulgaires, un accident, une congestion passagère, font
apparaître les manifestations convulsives, et le système nerveux est tellement disposé à réagir suivant cette forme convulsive, que la répétition des attaques, favorisée par une intoxication ou un mauvais état général, survient ensuite spontanément ou sous les plus faibles influences. Nous pourrions
ajouter quelques exemples d'épilepsie survenant pour la première fois sous l'influence de la vue d'un incendie, d'une chute
dans l'eau, de la peur des rats, aux huit cas d'attaques causés
par la vue d'un cadavre que rapporte Legrand du Saulle (1).

Comme se rattachant à ce sujet, nous reconnaîtrons que la
théorie de Gowers est vraie en certain cas, qui estime que les
causes psychiques sont des plus puissantes comme causes immédiates de l'épilepsie, mais que Lasègue puise avec raison
dans la clinique pour sa théorie le substratum organique, sans

(1) Legrand du Saulle, *Epilepsie causée par la vue d'un cadavre.* (*Soc.
méd.-psych.,* 1887.)

lequel souvent l'épilepsie ne peut pas se manifester. Le dégénéré est donc susceptible de devenir épileptique à toute occasion, comme il peut devenir aliéné ; bien heureux sera-t-il si l'épilepsie n'entraîne pas l'aliénation mentale comme le prouvent les nombreux épileptiques qui arrivent à former le quinzième de la population des asiles !

2° *Maladies organiques.* — Il n'y a pas que les névroses qui reconnaissent pour cause l'alcoolisme des parents : la dégénérescence portant sur l'état intellectuel peut se traduire par des lésions organiques, après avoir été d'abord fonctionnelle. En parcourant le beau travail de M. Déjerine, on rencontre à tous pas l'alcoolisme dans les antécédents de ses malades atteints de maladies du système nerveux, et l'hérédité est le plus souvent directe : la paralysie infantile avec ses conséquences, l'atrophie hémilatérale ou partielle, l'atrophie musculaire progressive, l'ataxie héréditaire (1), l'ataxie locomotrice, ne sont parfois, chez les dégénérés, que les signes de l'alcoolisme paternel. Nous pouvons joindre à la liste des observations publiées sur ce sujet les deux cas suivants, montrant, l'un une atrophie consécutive à la paralysie infantile ; l'autre, une série de troubles nerveux qui se sont succédé chez le sujet, depuis l'épilepsie jusqu'à des manifestations multiples d'irritation cérébro-médullaire, dont la cause ultime réside dans ce fait que leur père avait bu, et bu avec excès.

Observation XXII. — M. B... (Jean-Baptiste), vingt-neuf ans, décrotteur, né et domicilié à Montpellier, entre à l'asile le 19 avril 1872. Né normalement, le dernier de quatre enfants, B... eut des convulsions dans son enfance et resta peu intelligent, quoique se développant bien physiquement. Naïf et crédule, excessivement volontaire et méchant, arrachant à sa famille ce qu'il voulait en menaçant de se congestionner et d'avoir une attaque, il lui fut impossible d'apprendre à

(1) Brousse, *de l'Ataxie héréditaire.* (Thèse Montpellier, 1883.)

lire et à écrire. A dix ans, il eut de nouvelles convulsions, symptôme d'une paralysie infantile. En effet, le côté droit du corps se développa depuis lors beaucoup moins que le gauche.

Employé à toutes sortes de travaux, mais n'y apportant aucune intelligence, il dut, après avoir tâté de nombreux métiers, se faire portefaix. Mais il apprit à boire, et, dès dix-huit ans, faisait des excès considérables de boissons de débit. Habitué du violon, couchant et mangeant où et comme il pouvait, vivant ignoré de sa famille, vagabond et nomade, il était souvent ivre, excessivement irritable ; il se battait fréquemment et eut même, dans une bagarre, l'oreille emportée d'un coup de dent. Au bout de dix ans de cette vie, B... eut des idées de peur : il se crut poursuivi, traqué ; il se cachait chez ses parents, prêt à tuer quiconque approcherait tant que duraient ses hallucinations, ou bien se précipitait dans un puits pour se soustraire à ces persécutions. Arrêté par la police pour cris séditieux et révolte contre les agents, en pleine ivresse, il fut conduit à l'asile peu de jours après.

A l'asile, dans les premiers temps, c'est de la démence avec délire ambitieux prépondérant, se rattachant à l'alcoolisme chronique. Il ne se montre jamais agité, excepté lorqu'il manque de tabac ; alors il récrimine et se dit possesseur de banques, de maisons, de bureaux ; mais ces idées de grandeurs et de possession sont peu précises. Il se plaint aussitôt qu'on le laisse mourir de faim, qu'on lui fait cracher la nuit des peaux de grenouille et de crapaud ; que les sœurs et le propriétaire d'un restaurant de nuit bien connu à Montpellier viennent dans son lit, illuminent autour d'eux, lui font passer des brouillards devant les yeux. Ce délire restreint, peu systématisé, est en rapport avec son état d'infériorité intellectuelle et de démence incomplète. Presque toujours tranquille, il a pu apprendre à rempailler les chaises et s'occupe quotidiennement ; mais il est irritable, vorace, sans soins pour sa personne.

De taille moyenne, les membres grêles, il existe dans toute la moitié droite du corps une atrophie fort apparente de la charpente osseuse et des masses musculaires ; boiteux et marchant péniblement, il se sert assez bien de son membre supérieur ; la colonne vertébrale a une ensellure et une concavité gauche lombaire due à la claudication. Le crâne est petit par rapport au volume du corps, petit aussi par rapport à la face; les dents sont irrégulièrement implantées, mal usées ; la langue a sa pointe déviée à gauche, un peu tremblotante ; hypertrophie cardiaque.

Le père, ivrogne fieffé (vin), ivre-mort tous les dimanches, souvent gai dans la semaine, coureur de femmes en plus, mourut à quarante-huit ans, d'une cirrhose du foie ; irritable, il devenait menaçant et terrible dans sa famille lorsqu'il avait bu. Le grand-père était mort à quatre-vingt-quatre ans d'une attaque ; c'était un ouvrier honnête et bien portant. La grand'mère mourut assez jeune.

Grands-parents sains.
{
Père buveur, débauché.
{
Frère mort à 9 mois de **convulsions**.

Frère mort à 29 ans, **phthisique, stérile**.
}

ép.

Sœur, bien
{
2 neveux morts, **convulsions**

4 neveux bien portants.
}

Mère nerveuse, morte à 47 ans.

Jean-Baptiste convulsions, paralysie infantile, alcoolisme, **aliéné**.
}

X........
{
Oncle bien portant, pas d'excès.

Cousins bien portants.

Tantes bien portantes.

Tante détraquée vers 60 ans.
{
Cousin **voleur**.

Cousin **déserteur**.
}

Oncle alcoolique, mort à 55 ans.
{
Cousins bien portants
}
}

La mère, maigre, brune, nerveuse, employée aux fabriques de vertde-gris, eut des tournioles multiples et succomba à quarante-sept ans, victime des brutalités quotidiennes de son mari. Les grands parents moururent entre soixante et soixante-dix ans. Deux oncles : l'un mort à cinquante-cinq ans, alcoolique, a laissé cinq enfants bien portants ; l'autre, bien portant, a aussi une famille saine. Trois tantes, dont deux bien portantes, l'esprit rassis ; une autre détraquée depuis peu, soixante ans, a eu deux enfants, l'un voleur et l'autre déserteur.

Deux frères : l'aîné mort à neuf mois de convulsions ; l'autre, mort phthisique à vingt-neuf ans, au retour des guerres de Crimée, sobre, intelligent, stérile. Une sœur bien portante, intelligente, a perdu deux enfants de convulsions, en a quatre bien portants.

Observation XXIII. — Mlle H... (Marie), seize ans, sans profession, née et domiciliée à Montpellier, entre à l'asile le 13 octobre 1883. Née d'une union illégale, sans troubles pendant sa vie intra-utérine et l'accouchement, Mlle H... eut dans sa première enfance des convulsions qui paraissaient liées à la présence de vers intestinaux ; d'une intelligence fort vive, alerte mais mauvaise tête, taquine, elle apprit facilement à lire et à écrire.

A douze ans, placée dans un couvent, elle mérita un jour d'être mise au cachot. Effrayée par les rats, dont c'était la retraite habituelle, elle eut une première attaque d'épilepsie ; au bout de six mois, elle revenait dans sa famille, sujette à des vertiges épileptiques et à des secousses musculaires continuelles. L'apparition de la menstruation à quatorze ans et demi augmenta notablement la fréquence et l'intensité des attaques, qui revenaient alors presque quotidiennement et s'accompagnaient parfois d'emportements injustifiés et d'égarement. Au bout de quinze mois passés à l'Hôpital général, le délire apparut à l'occasion d'une série d'attaques ; elle dut être internée.

A l'asile, l'état habituel est constitué par des secousses convulsives de la face, à raison de quatre à cinq par minutes, à peine perceptibles ou faisant tressauter le corps entier, augmentées par la station debout ; la démarche est lente et hésitante, la force musculaire bien diminuée, le déséquilibré fréquent ; il existe aussi une parésie généralisée, sans prédominance marquée des sens et de la motilité. En outre, on remarque des vertiges et de grandes attaques épileptiformes : les premiers constitués par des mouvements très-rapides des muscles de la face et de l'iris même, avec perte de connaissance; les secondes moins intenses que chez les vrais épileptiques, à période de stertor survenant rapidement. L'intelligence est du reste fort affaiblie : les choses les plus simples sont à peine comprises.

Au bout de quelques mois, cet état nerveux se précisa : penchée à droite, n'agissant que spasmodiquement, contracturée dans la plupart de ses muscles fléchisseurs, la malade se présente toujours comme une masse recroquevillée, le tronc en arc de cercle, la tête en avant; la vie est absolument végétative ; de nombreux furoncles percent le long de la colonne vertébrale. Elle succombe dans le marasme à une série d'attaques épileptiformes, le 18 septembre 1885.

A l'autopsie, le poumon droit porte un noyau calcaire volumineux ; les os du crâne sont épaissis à droite de la suture sagittale, les corpuscules de Pacchioni nombreux ; le long des vaisseaux commence à se montrer l'aspect laiteux des méninges ; la pie-mère est fine, mais elle a contracté des adhérences sur divers points de la substance grise, dans la moitié antérieure de chaque hémisphère cérébral, et l'épendyme ventriculaire est rugueux ; la substance de l'encéphale, le bulbe et la moelle, sont profondément ramollis. L'examen microscopique de la moelle reste à faire ; le poids des organes est un peu au-dessous de la moyenne, les circonvolutions peu multipliées.

D'une taille et d'un développement corporel en rapport avec son âge, d'une bonne musculature, le cou court, la face plate, mais symétrique, cette malade a une légère microcéphalie, le diamètre antéro-postérieur du crâne un peu faible ; front élevé, mais aplati. Les troubles que présente Mlle H... sont du ressort de la maladie cérébro-médullaire que nous avons signalée ; les viscères sont intacts.

Le père réel de la malade était un homme fortement alcoolisé, robuste, qui mourut à quarante-cinq ans, d'une congestion cérébrale.

La mère, fortement constituée, après une vie fort accidentée et des excès de boissons certains, a fait une fin en épousant un brave homme, dont elle a eu deux filles bien portantes et intelligentes.

Il est rare de rencontrer isolées la névrose et la folie dans la famille ; on a pu en trouver dans nos observations de nom-

breux cas; le mélange de ces maladies nerveuses est très-fréquent au contraire. Nous avons la bonne fortune de citer en
exemple les trois malades dont l'observation suit, et qui, tirant
leur dégénérescence du même ascendant, ont tous abouti à
l'aliénation mentale, mais après avoir passé par des intermé-
diaires divers : hystérie, idiotie, épilepsie.

Observation XXIV.— Mlle G... (Apollonie), domestique, vingt-
huit ans, née et domiciliée à St-Gervais, entre par deux fois à l'asile,
le 26 février 1860 et le 11 juillet 1864. D'un caractère doux, tranquille,
un peu concentrée, peu communicative, cette malade avait reçu une
petite instruction et se montrait éducable dans son service. A vingt-
cinq ans, sous l'influence d'une vive frayeur, occasionnée par une scène
de jalousie que lui fit une femme mariée l'accusant d'attirer son mari
et la menaçant de la précipiter dans un puits, elle eut une attaque névrosique peu caractérisée, et peu après se développa un accès de manie aiguë franche, guérie en dix mois. Elle sortit de l'asile; mais des
chagrins survinrent, son père fit de mauvaises affaires, et la céphalalgie ne la quittait pas. Trois ans et demi après, nouvel accès de manie,
nouvelle entrée.

Pendant treize ans de séjour à l'asile, elle se montre alternativement
agitée et calme; dans son agitation, elle est fort dangereuse pour elle-
même : par deux fois elle essaie de mettre le feu à l'établissement ; une
fois, elle se sectionne presque en entier la langue avec un cordon de
soulier; elle veut tuer sa sœur pour qu'elle ne souffre pas sur la terre.
Dans les périodes de calme, elle se montre docile, assez intelligente,
mais triste et fort préoccupée de son état mental.

De petite taille, ressemblant beaucoup à sa sœur par le visage, assez mal charpentée, elle avait parfois des attaques épileptiformes mal
caractérisées. Elle succomba en 1878 à une diarrhée chronique; l'autopsie fut refusée.

Mlle G... (Cécile), sœur de la précédente, domestique, vingt-cinq
ans, née à St-Gervais, domiciliée à Rosis, entre à l'asile le 16 novembre 1865. Simple d'esprit dès son enfance, elle ne fréquenta pas l'é-
cole, et à peine put-on lui apprendre à coudre ; inhabile à tout travail, paresseuse et capricieuse, on ne pouvait guère l'occuper qu'à

de gros travaux, et encore les faisait-elle mal. Le jouet des enfants
et de ses compagnes, elle n'avait de semblant de raison que pour
des besoins de manger. Dans son enfance, elle eut des convulsions;
réglée à seize ans seulement, elle éprouvait depuis longtemps, chaque mois, de vives douleurs dans les lombes. A vingt-cinq ans, après
un bain froid pris en pleine période menstruelle, elle vit se suspendre
l'écoulement caténial ; en même temps survenaient de l'agitation,
de l'énervement; parlant plus que de coutume, incohérente, elle ne se
laissait plus gouverner, se rebiffait, frappait et mordait à la moindre
contrariété.

A l'asile, elle présente des alternatives d'agitation et de calme. A
peu près tous les mois, elle a actuellement un petit accès durant quatre ou cinq jours; lié à des troubles gastriques: elle chante nuit et
jour, déchire ses effets, les effiloche, marche pieds nus, parlote sans
discontinuer, mais aussi sans idée dominante: c'est de l'agitation de
démente, dont un purgatif salin a bien vite raison. Dans les périodes
de calme, on ne peut rien attendre d'elle: elle salit, gâte, mangeant lorsqu'on la fait manger, vivant en un mot d'une vie toute végétative.

De taille au-dessous de la moyenne, mais de bonnes proportions, elle
a les mains fines et effilées, les orteils longs, le pied bifide, se flé-
chissant au moindre effort pour faire le pied de chèvre. Les membres
inférieurs sont d'ordinaire enflés. La tête est volumineuse, mais le
crâne petit: il existe une légère asymétrie faciale en faveur du côté
gauche et un peu d'exophthalmie; blépharite chronique. Au cœur, le
premier bruit est soufflant à la pointe, et dans l'abdomen existe une
tumeur dépendant bien probablement de l'utérus. Le réflexe rotulien
droit est exagéré: la malade se tient arquée en arrière, comme s'il
existait une lordose. La ménopause est survenue vers quarante-sept
ans, sans amener de modifications dans l'état mental.

La cousine germaine des deux précédentes, Mlle G... (Constance),
couturière, vingt-deux ans, née et domiciliée à Saint-Gervais, entre à
l'asile le 20 février 1885. Cette malade eut à l'âge de cinq ans des convulsions; de six ans à dix-huit ans, elle a vécu dans des couvents,
où elle a appris à lire et à écrire, à coudre convenablement. A l'âge
de treize ans, peu avant l'instauration des règles, elle fit une maladie assez grave, à forme typhique; à peu près en même temps appa-

rurent des attaques à caractère épileptique (aura partant de l'estomac, montant au cou, produisant une sensation d'étouffement, puis un sentiment de peur, enfin perte de connaissance avec mouvements toniques et cloniques). A dix-huit ans elle retourne chez elle et y exerce la profession de couturière ; mais elle recherchait les petits garçons et s'attirait par son inconduite apparente les reproches de la population. Vers vingt-deux ans, les attaques se rapprochent, son peu d'affection pour la famille augmente ; l'érotisme, surtout psychique, devint plus considérable ; l'agitation se montra : délire religieux et délire des persécutions se mêlèrent. Des hallucinations de la vue survinrent : elle voyait le bon Dieu, lui parlait ; ses actes semblaient automatiques ; on dut l'interner.

A l'asile, elle refuse d'abord de manger, elle se pique le doigt avec une épingle pour paraître plus blanche, elle se bat avec les autres malades, égarée, cherchant des objets religieux dont elle se couvre la poitrine, se frappant le corps par esprit de pénitence. Elle a enfin des vertiges et des attaques d'épilepsie dûment constatés. On dégage alors pour le diagnostic ce qui appartient à l'hystérie et ce qui est le fait de l'épilepsie : le caractère est celui de l'hystérique, l'épilepsie répétée a entraîné la démence, l'irritabilité et l'habitus de l'épileptique. Depuis, la maladie a toujours offert ce masque compliqué de l'épilepsie entée sur un fond hystérique.

Des attaques se sont produites devant nous : c'est subitement un cri, une vision terrifiante que la malade écarte de ses mains, pendant que son visage devient rouge ; quelques secondes après, survient une phase tonique, courte et intense ; puis la pâleur du visage annonce la phase clonique, qui consiste en de grands mouvements du bras droit, comme si la malade tirait l'aiguille ; du nystagmus, des mouvements érotiques du bassin, une respiration précipitée amenant un peu d'écume à la bouche, le côté gauche restant toujours moins atteint ; puis elle s'arrange pour dormir sans ronflement. La pression des ovaires, douloureuse cependant, n'a jamais amené pareilles attaques ; pas de points hystérogènes, une seule plaque d'insensibilité sur la face interne du bras droit, disparaissant après l'attaque du reste. Les tentatives d'hypnotisation par la compression des globes oculaires ou la fixation d'un objet à courte distance ont toujours échoué.

De petite taille, les membres grêles, la poitrine rétrécie, la face couturée de cicatrices, cette malade a la tête et le crâne petits; le front est assez large, mais sans bosses; le diamètre antéro-postérieur est faible; dépression nasale marquée au niveau de l'extrémité des os propres du nez; dents vicieusement implantées, rayées de lignes parallèles comme certaines dents d'Hutchinson; les lobes latéraux de la glande thyroïde sont volumineux; les réflexes sont exagérés.

Sœur **rachitique**, craint de devenir folle (surexcitée, céphalées). } Neveux bien portants.

4 frères ou sœurs, morts en bas âge.

Apollonie **aliénée**.

Père **buveur**.

Cécile **aliénée**.

Grand-père, maître d'hôtel, **buveur**.

Sœur bien portante.

Frère **sentiments affectifs pervertis**. } Neveux bien portants.

ép.

Grand-mère, morte de chagrins domestiques.

4 oncles **alcooliques**.

Tante **simple d'esprit**. } 3 cousins bien portants.

4 oncles morts jeunes.

Père **dément**,

Sœur et frère **sentiments affectifs pervertis**.

ép.

Constance **épilepsie** chez une hystérique, **aliénée**.

Mère **phthisique**.

Grand'mère mauvais caractère.

Oncle bien portant.

Le grand-père paternel de ces trois malades était un maître d'hôtel assez bien achalandé, qui mourut à un âge assez avancé, d'une
maladie de cœur de nature alcoolique probablement; il avait eu de
la grand'mère, profondément névrosique, onze enfants, dont quatre
moururent entre quatre et dix-sept ans, de maladies inconnues; sept
sont arrivés à l'âge mûr, à la vieillesse même, mais tous ont été des
dissipés, des joueurs et des buveurs, dont les facultés mentales ont
reçu de ces faits une atteinte plus ou moins sérieuse à leur intégrité.
Une tante, originellement simple d'esprit, a eu trois enfants bien portants.

Deux de ces fils du maître d'hôtel sont les pères de nos trois malades. L'un, buveur, a eu neuf enfants, dont quatre morts en bas âge,
Apollonie, Cécile, une autre fille rachitique, surexcitée, sujette à des
céphalées, craignant de devenir folle, dont quatre enfants sont bien
portants; une autre fille bien portante, et un garçon à sentiments affectifs pervertis, dont les enfants sont bien portants.

L'autre, joueur, détraqué, dément avant l'âge, épousa une femme
morte phthisique et en eut trois enfants: Constance, hystérique psychiquement, que des attaques d'épilepsie ont conduite à l'aliénation
mentale et à la démence à vingt-deux ans; une autre fille et un garçon, qui de bonne heure ont abandonné leur père dans la misère.

Pour résumer ce paragraphe, nous dirons avec la plupart
des auteurs que l'alcoolisme des ascendants est cause de névroses et de maladies organiques du système nerveux; nous
ajouterons que l'existence de ces maladies de l'axe cérébro-
spinal est, par elle-même, une probabilité de l'apparition ultérieure des troubles intellectuels; que la répétition ou la généralisation des manifestations de ces états morbides, parfois
combinées à d'autres causes, provoque et le plus souvent fixe
des perturbations psychiques graves.

e) INFLUENCE DES INTOXICATIONS ET DES EXCÈS. — Parmi
les tendances morbides, intellectuelles ou sensitives, qui résultent de la dégénérescence alcoolique, nous avons noté la
dypsomanie, née à la clinique avec Trélat. Lasègue a aussi de

son côté insisté sur les degrés d'aptitude des dégénérés à l'alcoolisation : « N'est pas alcoolique qui veut », a-t-il dit avec cet humour qu'on lui connaissait ; les impuissants à l'alcoolisme sont en effet le plus souvent ceux sur lesquels ne pèse aucune tare héréditaire ; les alcoolistes, au contraire, s'ignorent ou dissimulent, mais ils offrent chacun une prédisposition organique différente, présidant à la localisation des troubles fonctionnels : dans le système nerveux, ce sont les troubles périphériques, les paralysies, les anesthésies, les troubles de coordination, les troubles psychiques. M. Féré [1] cite à ce sujet un homme paraplégique par alcoolisme, qui, enfant, dans ses colères fléchissait déjà sur ses jambes. La rapidité avec laquelle se produit la saturation alcoolique chez certains sujets fait reconnaître en eux des alcoolisables, des dégénérés, pour parler notre langage.

1° *Folies fonctionnelles.* — Chez ces alcoolisables, l'aliénation mentale est au bout des excès qu'ils commettent, et cela sans que ces excès se prolongent beaucoup. Les aliénations mentales ainsi réalisées sont le plus souvent fonctionnelles, leur forme est variable ; mais, de par la dégénérescence qui pèse sur ces intelligences, la rechute est très-fréquente et le passage à la chronicité n'est pas loin d'être la règle. C'est ce que contribue à démontrer l'observation ci-après, à laquelle nous n'en ajouterons pas d'autres, bien que ces cas soient fréquents.

Observation XXV. — M. F.... (François), vingt-sept ans, tonnelier, né et domicilié à Cette, entre à l'asile le 24 novembre 1880. Intelligent, bien portant dans son enfance, ce malade commence à faire des excès alcooliques à l'âge de seize ans (boissons fortes, absinthe surtout) ; ces excès lui procurent de l'essoufflement, qui disparaît du reste à vingt ans, sous l'influence de la continuation de ces excès.

[1] Féré, *Note sur les alcoolisables.* (*Soc. méd. hôpitaux*, 1885.)

L'évolution de l'aliénation mentale nous est à peu près inconnue ; elle revêt toutefois la forme de la folie des persécutions, se rattachant intimement à des perversions sensorielles diverses, dans lesquelles le malade voit les effets de l'électricité. Il est amené à l'asile pour une tentative de suicide : « Il a sauté, dit-il, par la fenêtre du haut d'un troisième étage, parce qu'il fallait qu'il suivît l'attraction du fil électrique pour faire un voyage aérien, de même qu'on fait des voyages aériens en ballons. » Sa mère a failli être tuée par lui.

Dans les premiers temps de son séjour à l'asile, M. F... est tantôt agité, tantôt déprimé ; les hallucinations de tous sens sont multiples, il se plaint d'être souvent violé, d'entendre des voix qui commandent chacun de ses actes ; on lui crache au visage, on veut l'empoisonner. L'agitation apparente tombe vite, et ne se traduit plus alors que par des impulsions subites. Immobile, bavant ou gâtant sous lui, muet, sans cause ou bien sur une observation ou sur un mot des voisins, il se rue sur les autres malades ou sur les gardiens, frappe ou lance ce qu'il a à sa portée. Dans les périodes de calme relatif, il reste toujours dangereux et impulsif ; il s'occupe alors un peu et mange régulièrement.

L'affaiblissement intellectuel a fait son apparition, est même actuellement assez marqué ; isolé, n'ouvrant jamais la bouche sinon pour lancer un juron monosyllabique, avant-coureur d'une violence, il reste toujours l'aliéné dangereux et impulsif d'il y a huit ans ; mal vêtu, il déchire souvent ses effets.

Grand, bien musclé, doué d'une force peu commune, brun de peau et de poils, chez lui la circulation périphérique se fait mal, ses mains et ses pieds sont violacés, un peu œdémateux, et il se forme facilement sur les membres inférieurs des desquamations à forme ichthyotique, arrivant parfois jusqu'à l'ulcération. Le crâne bien conformé, les traits symétriques, agréables, il a toujours un air farouche, en dessous, et par instants un rictus méchant ; le nez culotté, les pommettes congestionnées ; il existe un commencement d'arc sénile, mais les artères ont leur élasticité normale ; le front est chaud, les bruits du cœur profonds, peu énergiques ; le foie ne mesure que deux travers de doigt au niveau du mamelon ; les réflexes tendineux et musculaires sont exagérés.

Le père, qui avait fait excès de boissons alcooliques fortes bien avant son mariage et la naissance de ses enfants, et les avait continués, mourut à trente-deux ans, d'une affection typhique. Le grand-père, buveur aussi, mais moins que ses enfants, mourut âgé, de complications de plaie. La grand'mère mourut âgée, d'une pleurésie; l'aïeul était mort à quatre-vingt-dix ans. De trois oncles paternels, l'un est mort dans un asile, était un grand viveur et a laissé un enfant de trente-sept ans, bien portant; les deux autres, buveurs comme leur père, n'offrent rien de particulier dans leur vie; le fils de l'un d'eux est mort cardiaque. Deux tantes sont saines de corps et d'esprit, leurs enfants également. Il n'existe pas de maladies diathésiques dans la famille.

La mère, de tempérament nerveux, est intelligente, bien portante. Une tante maternelle se noya volontairement à dix-neuf ans, pour ne pas épouser le mari que lui destinait son père (il ne semble pas qu'il faille incriminer l'aliénation mentale de cette détermination), et fut, par contre-coup, la cause de la mort de la grand'mère, survenue à quarante-cinq ans. Le grand-père mourut à quatre-vingt-deux ans.

Six frères ou sœurs, dont quatre morts à trois ans et au-dessus, de la rougeole; deux frères survivent, d'une intelligence médiocre.

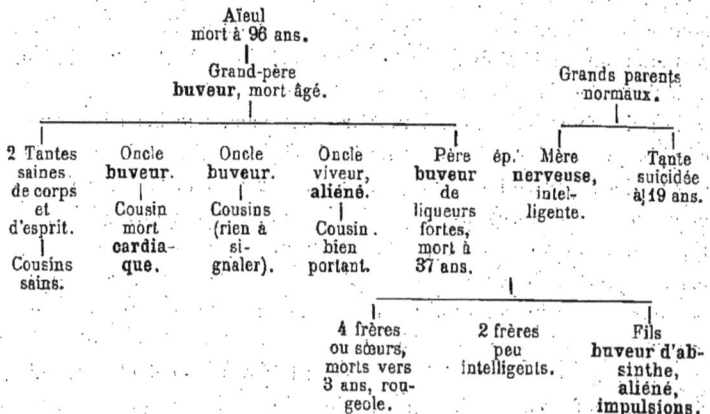

```
                        Aïeul
                     mort à 96 ans.
                          |
                      Grand-père                              Grands parents
                    buveur, mort âgé.                            normaux.
                          |                                        |
 2 Tantes    Oncle     Oncle     Oncle       Père    ép.  Mère        Tante
 saines     buveur.   buveur.    viveur,    buveur          nerveuse,   suicidée
 de corps      |         |       aliéné.      de           intel-      à 19 ans.
   et       Cousin    Cousins      |        liqueurs       ligente.
 d'esprit.   mort     (rien à    Cousin      fortes,
    |       cardia-     si-      bien        mort à
 Cousins     que.     gnaler).   portant.    37 ans.
 sains.
                                     |                  |               |
                                 4 frères           2 frères         Fils
                                 ou sœurs,            peu         buveur d'ab-
                                 morts vers        intelligents.    sinthe,
                                 3 ans, rou-                        aliéné,
                                 geole.                            impulsions.
```

2° *Maladies organiques.*—α) Paralysie générale.—Mais l'alcoolisme ancestral ne limite pas là ses tendances dépravantes. Pour les descendants d'alcooliques, même s'ils ont franchi sans encombre l'écueil des périodes critiques de la vie, leurs excès propres, les excès de boisson surtout, trouvant un terrain préparé, aboutissent aussi plus ou moins rapidement à des lésions organiques, à la démence anticipée, à la paralysie générale. M. Doutrebente (1) a signalé il y a quelques années la marche de la paralysie générale chez les héréditaires. M. Sauton, plus récemment (2), étudie les manifestations vésaniques qu'on rencontre dans la paralysie générale : « Devançant l'invasion de la paralysie générale, dit-il, conservant sa physionomie, s'il en marque le début, s'accentuant dans le sens démentiel avec les progrès de la lésion cérébrale, le délire de satisfaction ou de dépression ne se rencontre dans la paralysie générale que chez les héréditaires. » Nous répondrons d'abord, d'une façon générale, que toute paralysie générale ou généralisée s'accompagne, à certains moments de son évolution, d'un délire ; nous croyons ensuite que M. Sauton n'a pas eu en vue les dégénérés par alcoolisme ancestral, qui cependant fournissent à la paralysie générale un sérieux appoint, car on ne constate au contraire chez eux pas davantage de troubles délirants précis. La paralysie générale, qu'ils réalisent par leurs excès, portant sur un terrain prédisposé, revêt dès l'abord un caractère fonctionnel ; c'est le plus souvent à coups de congestions cérébrales, par séries d'attaques épileptiformes ou apoplectiformes, qu'elle procède, chacun de ces accidents marquant une étape vers la démence paralytique, qui est la caractéristique précoce de leur état mental, le délire

(1) Doutrebente, *Note sur la marche de la paralysie générale chez les héréditaires. (Ann. méd.-psych.*, 1879, p. 200.)

(2) Sauton, *de l'Hérédité morbide et de ses manifestations vésaniques dans la paralysie générale.* (Thèse Paris, 1883.)

aigu accompagnant chacune de ces poussées, le délire chronique étant si peu important que souvent on a besoin de le rechercher pour le connaître. Les excès de boisson, sous quelque forme que soit ingéré l'alcool, entrent pour une grande part dans la réalisation de l'organicité de leur aliénation mentale; absinthe, vin, rhum, nous pourrions citer un exemple de ces trois boissons aboutissant au même résultat dans des délais à peu près égaux, mais chez des individus à des degrés divers de la prédisposition. La symptomatologie différant peu, même dans les détails, nous ne rapporterons qu'un cas.

Observation XXVI. — M. D... (Baptiste), trente-trois ans, boucher, né à Bordez-le-Lez (Ariége), domicilié à Cette, entre à l'asile le 14 février 1887. Le quatrième de cinq enfants, ce malade est venu normalement au monde; intelligent, bon ouvrier boucher, il fut réformé du service militaire pour varices aux membres inférieurs.

Vers l'âge de vingt ans, D... commença à faire des excès de boisson, prenant l'absinthe dans les débits, buvant du vin dans les cabarets. A vingt-huit ans, au moment de son mariage, il avait déjà la pituite matutinale et la toux chronique des buveurs; il était en outre très-peu porté vis-à-vis des femmes. Dans ses ivresses fréquentes, il a fait de nombreuses chutes; comme maladies vénériennes, cet homme n'a eu qu'une chancrelle. A trente-deux ans, attaque apoplectique, avec perte de connaissance et stertor, dissipée au bout de quelques heures; il venait de perdre un enfant, il devint moins assidu dans son travail, se reposant un jour sur deux. A trente-six ans, nouvelle attaque apoplectiforme, vite dissipée. En 1885, il tomba dans une stupidité marquée, parlant peu, oubliant facilement; « il semblait idiot. » Quelques mois avant son entrée, au retour d'un voyage dans son pays natal, où son médecin l'avait envoyé se distraire, il délire, mange avidement, alors qu'il était resté précédemment dix-sept jours sans prendre; est égaré, a peur, voyant des personnes étranges et voulant leur couper la tête. Les bruits de guerre du début de l'année 1887 font réapparaître l'agitation et les idées de peur, qui se calmaient; il menace, il se précipite dans la rue une hache à la main, poursuivant les Prussiens; il abîme sa famille de coups.

ligente, sensible à l'excès, veuve sans enfants, est sacristine ; l'autre, bornée, obtuse, a eu quatre enfants forts, vigoureux, assez intelligents, dont l'un s'est noyé.

Un enfant, mort à trois ans de la rougeole, avec angine intense ; il avait déjà échappé à la variole et à une bronchite capillaire.

Les excès de travail doivent être incriminés autant que les excès alcooliques ; mais l'union fréquente de ces deux causes est d'une importance capitale dans la production d'une paralysie générale, que, même sous ces influences, ne réalise pas un homme non prédisposé. Les excès sous toutes leurs formes, nous tentons de l'établir, usent beaucoup plus vite les cellules cérébrales des dégénérés ; nous pourrions le démontrer encore pour les excès vénériens : chez un malade fils d'alcoolique, dont l'enfance à tous les caractères originels du dégénéré par alcoolisme, ces défauts et ces excès aboutissant, à quarante-quatre ans, à une paralysie générale rapidement mortelle.

Enfin il est évident que, si l'on rencontre réunies chez un prédisposé toutes les causes de fatigue cérébrale et médullaire, excès vénériens, vie excessivement active, insomnie et contention prolongée d'esprit, comme chez les joueurs, l'organisme ne résistera pas longtemps à toutes ces causes de dénutrition, la cellule cérébrale encore moins, et rapidement on devra constater une maladie organique ; de même si ces causes, au lieu de se présenter en même temps, s'échelonnent dans la vie de l'individu de façon à donner une continuité absolue à leur influence malsaine, l'effet produit sera le même chez le dégénéré. Le second cas s'est présenté dans l'observation suivante :

Observation XXVII. — M. A.... (Adolphe), quarante ans, coiffeur, né à Saint-Ambroix (Gard), domicilié à Cette (Hérault), entre à l'asile le 24 septembre 1883. D'une assez bonne intelligence, laborieux, bon ouvrier, ce malade avait en toutes choses, surtout en politique, des idées fort avancées. Sans grand sens moral, il épousa, à trente ans, une femme monstrueuse de laideur et de mœurs légères, et avec laquelle il avait déjà vécu sur le pied marital pendant quelques mois. Son commerce prospérait, grâce aux clients qu'attirait sa femme, et malgré les excès de boisson qu'il faisait de son côté depuis son tour de France, et qu'il supportait mal.

Profondément scrofuleux, avec manifestations pendant son enfance et à l'âge adulte, il avait servi en 1870, et souffert énormément dans sa captivité en Allemagne.

A l'âge de trente-six ans, une première congestion cérébrale l'atteignit légèrement; mais, à trente-neuf ans, s'en manifesta une nouvelle, qui fut suivie de céphalées fort violentes, faisant naître même des idées de suicide. Triste, il avait quelques idées de persécution et se croyait perdu. Pendant dix mois, A... dépérit : une rémission de deux mois se produit, et il se remet à boire; mais alors éclate de l'agitation, des perversions sensorielles multiples, des idées de grandeurs, des tremblements considérables.

Conduit à l'asile, l'existence d'une lésion organique du cerveau est dès l'abord constatée, les idées de grandeurs dominent; il fait et défait le conseil municipal de Cette, va se présenter à la députation, brasse des affaires pour 200 millions par an; l'agitation reste intense et les perversions sensorielles perdent rapidement de l'importance, ainsi que les troubles somatiques. Quelques mois après, il n'existait plus que de vagues idées de persécution; quelques mois après encore, c'était de la démence : apathie, lourdeur physique et intellectuelle, perte de la mémoire. Des troubles gastro-intestinaux se déclarent, qui amènent une détérioration profonde; plus tard, c'est une abondante ascite avec un œdème généralisé; il succombe le 29 septembre à une congestion pulmonaire.

A l'autopsie, le diagnostic de la mort est vérifié : cœur dégénéré, aorte dilatée et athéromateuse, 6 litres d'épanchement abdominal, rate hypertrophiée, pesant 730 gr. ; foie petit et contracté, lobulé ; calculs dans la vésicule biliaire. A l'encéphale, œdème et épaississement généralisé de la pie-mère; adhérences limitées aux première et troisième frontales et à l'insula gauches, à la pointe du lobe frontal droit; athérome des vaisseaux de la base, ramollissement généralisé des tractus blancs.

De taille moyenne, gros et fortement charpenté, le cou court, cet homme a la tête bien développée, des traits et un teint qui ressortissent à la paralysie générale dont il est atteint.

Le père, gros buveur, alcoolique, et cela bien avant la naissance du malade, mourut à la suite d'un excès d'alcool. Un oncle stérile.

La mère bien portante, quatre-vingts ans ; le grand-père était un viveur qui dévora sa fortune.

Un frère mourut à deux ans ; un autre frère, bilieux, a perdu une fille de coxalgie ; le second de ses enfants est strabique, un troisième est bien portant. Un autre frère, atteint de déviation buccale originelle, a trois enfants bien portants.

Une fille, huit ans, intelligente, coxalgie à cinq ans et claudication consécutive.

β) Paralysies générales anticipées. — On a vu jusqu'ici que les paralysies générales chez les dégénérés s'observaient entre trente et quarante ans, et supposaient une cause, le plus souvent toxique, provenant de l'individu lui-même. Mais il est d'autres paralysies générales dont les malheureux possesseurs n'ont rien fait pour les avoir. Outre cette absence de cause venant de l'individu lui-même, ces paralysies générales ont pour autre caractère de se produire à un âge beaucoup moins avancé, entre vingt et trente ans. Ce sont les paralysies générales anticipées, peu connues et d'une étiologie fort obscure. Nous n'avons ni l'intention, ni le caractère scientifique suffisant pour traiter à fond ce sujet, qui mérite l'attention des aliénistes ; nous désirons seulement présenter, avec l'agrément de notre maître M. Mairet, deux observations dans lesquelles le critique le plus intolérant ne pourra trouver d'autre cause que l'alcoolisme des parents pour expliquer l'apparition hâtive d'une paralysie générale : même dégénérescence, même entrée dans l'aliénation mentale par la manie, même rapidité dans la marche vers la paralysie générale, même mode de terminaison par le marasme paralytique, tous ces caractères réunissent intimement les deux cas que nous donnons et permettent d'entrevoir là une forme spéciale, organique celle-là, de la dégénérescence, analogue à ces démences précoces *sine mateo riâ* que nous avons précédemment signalées.

Observation XXVIII. — M. V... (Auguste), vingt-cinq ans, cordonnier, né à Perdoux (Lot), domicilié à Béziers (Hérault), entre successivement à l'asile le 10 mai 1880 et le 4 octobre 1881. Fils unique, un peu niais et bêta toute sa vie, ce malade était le jouet de ses camarades, qui lui faisaient croire qu'il était aimé; cependant il apprit à lire et à écrire et était adroit ouvrier. Dans son enfance, il ne fut jamais malade, mais eut au cou des ganglions suppurés.

A l'adolescence, ce garçon prit des habitudes d'onanisme. En outre, il faisait parfois des excès de boisson. A vingt-cinq ans, sous l'influence de ces deux causes, surtout par le fait d'un abus passager d'alcool, il présente subitement une grande incohérence dans les idées, il néglige ou il fait mal son travail, rit et plaisante tout le long du jour, ne peut tenir en place. Il entre à l'asile en état de manie avec surexcitation, se rendant compte de tout, et en sort au bout de six mois, en état de convalescence très-avancée.

Neuf mois après, il rentrait dans l'établissement dans la même exaltation maniaque, mais avec des idées de grandeurs prédominantes et des troubles de la motilité assez vagues. Il avait donné un coup de tranchet à son père.

A l'asile, il réussit à s'évader, se bat, brise, ne dort pas, se masturbe avec frénésie; les idées de grandeurs et les troubles paralytiques s'amendent mais existent toujours; au bout de cinq mois, il tombe dans la stupeur, puis redevient agité et alternativement. Un an et demi après son entrée, la paralysie, soupçonnée seulement, était évidente; elle avait fait de grands progrès: l'abaissement de l'épaule, la lourdeur de la marche, les tremblements des bras et des mains analogues à ceux de la sclérose en plaques, les troubles de l'articulation des mots, la déviation de la langue et des traits, sont très-nets, le côté gauche étant plus particulièrement affecté; la démence avait marché de pair, et les idées délirantes n'avaient plus rien de particulier. Cet état alla en, s'aggravant, et, le 16 octobre 1884, V... mourait emporté par une pneumonie hypostatique.

On ne notait comme malformation originelle que de la microcéphalie.

Le père, quarante-huit ans, cordonnier, était franchement alcoolique, amaigri, mais bien portant; les grands parents étaient morts assez jeunes, de maladies aiguës. Un oncle mourut à dix ans en deux jours, dans le délire; une tante mourut jeune aussi, un autre oncle se porte bien, une tante nerveuse avait eu plusieurs attaques d'hystérie dans sa jeunesse.

La mère, tailleuse, trente-huit ans, très-nerveuse, est souvent malade. La grand'mère mourut en couches; une tante a de fréquentes attaques de nerfs, un oncle est mort phthisique.

Observation XXIX. — Mlle A... Virginie, vingt-quatre ans, domestique, née à Garbette (Ariége), domiciliée à Montpellier, entre à l'asile le 13 avril 1883. D'une intelligence moyenne, d'un caractère très-doux, réservée, fidèle à ses maîtres, économe et laborieuse, elle apprit à lire et à écrire, mais à quatorze ans abandonna les travaux des champs pour servir; elle fit beaucoup de places et souffrit parfois du manque de travail.

Peu robuste, mais jamais sérieusement malade, elle paraissait faible de la poitrine, et, vers vingt-deux ans, un état de chloro-anémie intense se déclara, qui la fit traiter comme tuberculeuse.

Un jour, un individu s'introduit dans sa chambre et veut abuser d'elle, elle en ressent une violente émotion; plus tard elle se dit fatiguée physiquement et intellectuellement, étourdie, oublieuse; elle est mal menstruée. Ses idées religieuses tournaient au mysticisme : elle ne savait comment rendre à Dieu sa bonté. Elle a des idées ambitieuses; allait se marier richement, aurait des châteaux, se disait belle, puissante, et manifestait une agitation extraordinairement intense, criant la journée et la nuit entière, se frappant la tête.

A l'asile, la manie paraît d'abord simple : constamment en mouvement, elle est incohérente et le délire est généralisé; mais les actes n'ont pas l'originalité et l'imprévu du maniaque; elle frappe les gardiennes, secoue les portes, bat des mains, crie des obcénités. Au bout de sept mois, elle était calme, mais son raisonnement restait bête, son

La mère, morte à quarante-sept ans phthisique, avait longtemps traîné. Deux oncles sont morts phthisiques au même âge que la mère et ont eu des enfants bien portants. Une tante et un oncle se portent bien, eux et leurs enfants.

Trois sœurs: l'une, la jumelle de Virginie, lui ressemblant au physique et au moral, médiocrement intelligente aussi, craint encore de devenir aliénée, comme sa sœur; il lui faudrait une simple occasion pour perdre la raison. Les deux autres sœurs cultivent la terre, sont bien portantes et récemment mariées.

X....	Oncle alcoolique, cardiaque.		Cousine débile. 2 cousins morts jeunes.
	2 oncles sobres.		Cousins bien.
	Tante.		4 cousins morts en bas âge.
	Tante bien.		
	Père alcoolique, peu intelligent,		Virginie manie, paralysie générale.
	ép.		Jumelle, raison indécise.
	Mère morte phthisique.		2 sœurs bien portantes.
X....	2 oncles morts phthisiques.		
	Tante bien portante.		
	2 oncles bien portants.		

Si nous condensons les résultats auxquels aboutit le dégénéré de par ses excès ou son intoxication propre, nous voyons que, suivant l'intensité et la durée de ces excès, suivant aussi l'intensité de la dégénérescence, la maladie mentale à laquelle il aboutira sera fonctionnelle ou organique: fonctionnelle, la folie aura pour caractères une gravité pronostique et une symptomatologie à long développement; organique, elle sera incurable et aboutira à la paralysie générale; cette paralysie générale pourra même être précoce et naître presque sans causes importantes.

f) INFLUENCE DES MALADIES GÉNÉRALES AIGUËS OU CHRONIQUES. — L'influence des maladies générales aiguës, d'après tout ce que nous avons dit sur l'état mental des dégénérés par alcoolisme et sur la production chez eux de l'aliénation mentale, est à *priori* certaine; si nous avons établi que les descendants alcooliques sont plus facilement atteints que les autres gens par les épidémies, on doit nous accorder que l'esprit, de par sa faiblesse native et ses réactions exagérées, doit être facilement atteint par la variole, la fièvre typhoïde et les autres exanthèmes, et que ces maladies générales aiguës doivent être une occasion pour la manifestation du délire, tout comme chez les alcooliques le moindre rhume, le moindre traumatisme, réveille le délire. Récemment, du reste, M. Gabriel (1) a prouvé incidemment que les descendants d'alcooliques réalisaient aussi souvent que leurs géniteurs les troubles délirants dus à l'alcoolisme, que ce délire avait la même forme, que la cause de son apparition était même plus fréquente chez les descendants. Il ne nous déplaît donc pas de supposer que c'est chez les dégénérés en général, et les descendants des alcooliques comptent parmi eux on sait pour quelle large part, que se manifestent ces aliénations mentales du cours ou de la convalescence des maladies générales aiguës; malheureusement nous ne pouvons appuyer d'aucune observation notre dire.

(1) Gabriel, *Causes du délire chez les alcooliques.* (Thèse Paris, 1884.)

Quant aux maladies chroniques, leur influence sur l'apparition de troubles intellectuels a déjà été démontrée en partie lorsque nous nous sommes occupé des folies sympathiques. Cependant nous désirons revenir sur ce sujet à l'accasion des diathèses qui dans l'ascendance se combinent si souvent avec l'alcoolisme.

On a pu voir, en effet, que la plupart de nos dégénérés ne reconnaissent pas une hérédité alcoolique simple : l'un ou l'autre des géniteurs apporte souvent dans la création de l'être auquel ils donnent naissance un autre élément morbide, diathèse ou dégénérescence déjà acquise, qui retentira suivant les modes habituels de l'hérédité sur le produit. Quelle part prend cette diathèse ou cette dégénérescence dans la réalisation de l'état mental du dégénéré par alcoolisme ? La question est vaste, ardue, encore inexplorée. Nous ne pouvons que donner des impressions, mais il nous a semblé, en lisant et en pesant nos observations personnelles, que l'alcoolisme agissait sur la descendance autant que certaines diathèses ; et nous avons dû reconnaître que certaines diathèses, la tuberculose par exemple, et surtout que certaines hérédités nerveuses antérieures, se traduisant par les états hystériques, l'aliénation mentale, les maladies organiques du cerveau, l'emportaient sur l'alcoolisme pour faire dégénérer psychiquement un individu.

Le rhumatisme, la goutte, l'herpétisme, le cancer, on a pu les voir agissant sur la descendance beaucoup moins que l'alcoolisme ; on peut s'en rendre compte en lisant quelques-unes de nos observations. Mais la tuberculose, mais la scrofule, signes pour nous d'un défaut de résistance vitale déjà marqué, au même titre que la multitude des états nerveux innommés, prêtent au contraire, elles, un appui considérable à l'alcoolisme. Nous appuyons d'une observation notre opinion sur la valeur de la tuberculose comme dégénérescence physique ;

dans cette observation, à rapprocher d'autres éparses dans
notre travail, on ne constate la présence de la diathèse que chez
les frères du malade, car les renseignements incomplets que
nous possédons ne nous ont pas permis de préciser davantage. Dans un autre cas, l'alcoolisme ancestral cède le pas,
comme cause dégénérative intellectuelle, à la tuberculose :
c'est celui d'un pêcheur dont le père, alcoolisé, mourut dans
une rixe et la mère succomba à la phthisie ; à quinze ans,
survint un arrêt de l'intelligence ; à vingt-cinq ans, son vagabondage d'imbécile le faisait interner ; à cinquante ans, ses
sommets commencent à être envahis par la tuberculose.

Observation XXX. — M. P... (Martin), trente sept ans, homme
de peine, né à Granier (Savoie), domicilié à Montpellier, entre à l'asile
le 23 décembre 1883. D'une famille de Savoyards qui vivaient noma-
des, de mendicité et d'expédients, cet homme a beaucoup souffert
dans son enfance, a eu la variole, une pneumonie à vingt-cinq ans, et
a contracté de bonne heure des habitudes alcooliques des plus prononcées. A vingt-trois ans, lors de son mariage, il buvait dans tous
les débits et avait déjà la pituite matutinale. Vers l'âge de trente et
un ans, il devint annuellement sujet à l'automne à des faiblesses, des
sifflements d'oreilles, des sueurs nocturnes. A trente-six ans, manquant de travail, il redouble ses excès de boisson et ne tarde pas à
délirer : il parle seul, se lève la nuit, voyant des gendarmes, enten-
dant des grossièretés à son adresse, se croyant condamné à mort ou
empoisonné ; il veut se mettre en règle avec Dieu avant de mourir ; il
s'agite, menace, fait du tapage.

Il est amené à l'asile, atteint de manie avec hallucinations multiples. L'agitation est très-marquée, on le persécute toute la journée
et particulièrement la nuit ; il a dans les membres des douleurs et des
secousses que lui procure l'électricité ; on se livre sur lui à toute
espèce d'actes honteux ; les gens de service lui crient des obscénités,
le brûlent, lui font enfler son visage. La plupart de ces perversions
sensorielles se rattachent à une tuberculose à marche rapide et à localisations multiples. Puis apparaissent des idées de grandeurs du reste

fort peu importantes, quelques troubles paralytiformes ; l'irritabilité devient plus marquée.

La tuberculose pulmonaire fait de rapides progrès, l'émaciation et les symptômes locaux deviennent inquiétants, et c'est dans cet état qu'on le livre à sa femme, qui le réclame ; il ne tarde pas du reste à succomber.

Normalement développé, la région occipitale du crâne seule considérablement aplatie, cet homme ne présente pas d'altérations de développement bien saillantes.

Le père, peu connu, mourut d'un accident.

La mère, profondément alcoolique, mourut à soixante-six ans d'une diarrhée aiguë, en quelques jours. Un cousin germain mourut aliéné.

Huit frères ou sœurs sont morts poitrinaires ; un seul survit, qui ne vaut guère mieux.

Pas d'enfants.

L'évidence d'une influence des états nerveux plus considérable que l'alcoolisme, sur la dégénérescence intellectuelle, nous paraît aussi établie par les deux observations que nous allons reproduire ; cette prépondérance des états nerveux antérieurs, défectuosités psychiques ou nervosisme somatique, comme cause dégénérative, réside pour nous dans l'aggravation de l'état morbide nerveux dans l'échelle des manifestations anormales de ce système nerveux ; il sera facile de se convaincre de la véracité de notre dire en remarquant que, de l'hystérie ou de l'épilepsie chez les ascendants, on arrive à des épilepsies graves, à accès fréquents chez les descendants. L'alcoolise ancestral apporte cependant toujours sa pierre à l'édifice.

Observation XXXI. — M. A... (Alphonse), vingt et un ans, cordonnier, né et domicilié à Béziers, entre à l'asile le 10 octobre 1883. Pendant sa vie intra-utérine, ce malade a certainement eu à souffrir des mauvais traitements que subissait la mère de la part de son mari alors délirant, et sujet à des accès de delirium tremens. Né cependant bien conformé, à deux ans eut lieu la première attaque d'épilepsie caractérisée; depuis lors, les attaques sont survenues de plus en plus intenses et fréquentes : tout enfant, quand il sentait l'aura, qui consistait en une mauvaise odeur, il courait se réfugier dans les bras de sa mère; plus tard, il marchait droit devant lui jusqu'à ce qu'il tombât. A l'école, à cause du désordre que provoquaient ses fréquentes attaques, on le renvoya, et par cela même il n'a pas ou n'a que peu d'instruction ; il fit très-tard sa première communion. A l'âge de treize ans, surpris par le propriétaire d'un jardin dans lequel il maraudait, les attaques redoublèrent de violence et s'accompagnèrent d'agitation ; les séries se rapprochèrent ; on compte les attaques jusqu'à onze et douze dans une journée, les dernières étant de simples vertiges. L'irritabilité et les violences augmentant, on dut le faire admettre à l'asile à vingt et un ans. Dans l'asile, on remarque une démence considérable, telle qu'il ne peut indiquer une date même approximative, de grandes attaques à peu près quotidiennes isolées ou en série, dont l'aura consiste en un sentiment de peur, l'idée qu'il est perdu et qu'il fait nuit autour de lui; il demande aussitôt qu'on le secoure et il tombe sur le dos ou sur le côté, en roulant la face contre terre; il existe aussi une irritabilité excessive, qui le fait se battre avec les autres malades pour des motifs enfantins. L'habitus, les gestes, la parole, le moindre de ses actes et de ses raisonnements, portent le cachet de l'ancien épileptique ; il se plaint souvent de fatigue se rattachant à la multiplicité de ses attaques. De taille élevée, de bonnes proportions, fortement charpenté et bien musclé, la peau couverte de poils, le front marqué de nombreuses cicatrices ; il existe une diminution de volume de la jambe et de la cuisse gauche consécutive à une fracture de jambe qu'il se fit en tentant de s'évader; l'hémithorax gauche mesure aussi 4 centimètres de moins que le droit, au niveau du mamelon. Le crâne est petit, la moitié droite plus développée, le front fuyant ; la face, large, l'emporte sur le crâne; les oreilles sont comme celles de la chauve-souris, le nez fort, le teint pâle, la physionomie hébétée, les lèvres épaisses, la voûte palatine fort incurvée, la pupille droite habituellement plus dilatée que la gauche. Rien d'anormal dans les viscères.

Le père, fils naturel, eut à l'âge de neuf ans une terreur nocturne injustifiée; de seize à trente-six ans, ces terreurs nocturnes se sont reproduites, et alors il criait, frappait, égaré; soldat pendant sept ans, il fit des excès de boisson qu'il a continués avec intensité depuis, et qui lui ont procuré des accès de délirium tremens s'enchevêtrant du reste avec les terreurs nocturnes précédentes. Pendant la vie intra-utérine du malade, il fut particulièrement sujet à ces excès et frappait souvent sa femme en la traînant par les cheveux. La grand'mère, fille-mère, de mauvaise conduite notoire, mourut à cinquante-deux ans, d'excès de toutes sortes; dix grands-oncles, frères de la grand'mère, braves gens, sont arrivés à un âge fort avancé.

La mère, âgée de quarante-huit ans, souffre de chloro-anémie, peut-être de tuberculose commençante, depuis une douzaine d'années, consécutivement aux chagrins et au travail excessif de toute sa vie. Les grands parents sont morts entre quatre-vingts et quatre-vingt-dix ans. Un oncle et une tante sont bien portants, eux et leurs enfants; un oncle est mort jeune, de méningite; une tante mourut phthisique à quatorze ans.

Cinq frères et une sœur: l'aîné, mort du carreau à dix-huit ans; le troisième est bien portant, intelligent, mécanicien dans la marine; le quatrième hémophilique; la sœur a pissé tard au lit, elle est actuellement bien portante; un autre frère, maigre, âgé de onze ans; le dernier frère mourut à vingt et un jours, la mère avait reçu du malade un coup de pied dans le bas-ventre pendant la grossesse.

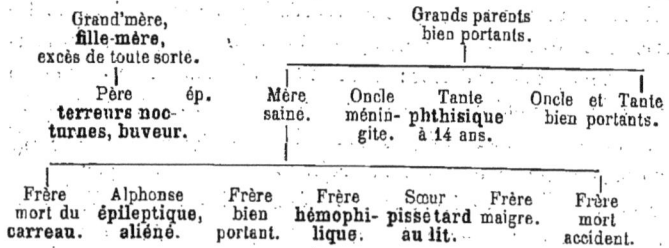

Grand'mère, fille-mère, excès de toute sorte.			Grands parents bien portants.			
Père terreurs nocturnes, buveur.	ép.	Mère saine.	Oncle ménin-gite.	Tante phthisique à 14 ans.	Oncle et Tante bien portants.	
Frère mort du carreau.	Alphonse épileptique, aliéné.	Frère bien portant.	Frère hémophi-lique.	Sœur pissé tard au lit.	Frère maigre.	Frère mort accident.

Observation XXXII. — Mlle G... (Jeanne), dix-sept ans, sans profession, née à Marseille, domiciliée à Béziers, entre à l'asile le 5 juillet 1887. Cette malade, née difficilement, mais sans application de forceps, simple d'esprit, n'a jamais pu apprendre à lire et à écrire. Toujours bien portante, à quatorze ans elle s'effraya d'un chien prétendu enragé et eut une attaque qu'on qualifia de crise de nerfs. Devenue peureuse, tressautant au moindre bruit, elle eut dorénavant à peu près tous les quarante jours des attaques analogues, nettement épileptiques, dont elle ne revenait qu'une demi-heure environ après. A dix-sept ans, elle n'est pas encore menstruée ; à la suite de trois attaques survenues coup sur coup, elle eut des vomissements abondants, fut égarée et entra dans une période d'agitation considérable. Pendant sept mois elle reste ensuite au lit, refusant de se lever, accusant sur la tête des douleurs très-vives, entrecoupées de vertiges fréquents. Au mois de juin 1887 elle a de nouvelles attaques ; dans sa fureur, elle pousse jour et nuit des cris continuels, veut mordre ou se précipiter la tête première contre les murs ; elle voit les saints et la Vierge, entend des bruits, la musique, se croit empoisonnée, veut sauter la croisée, désire mourir, demande qu'on lui enlève la boule qui l'étouffe au gosier.

Dans l'asile, les premiers jours elle souffre de la tête continuellement et par paroxysmes, les oreilles lui bourdonnent, tout tourne devant elle. Elle pleure, crie, ne peut rester en place, veut retourner chez elle, a peur, se cache ou se sauve. C'est un état de manie entée sur une idiotie marquée. L'apaisement se fait vite, elle redevient raisonnable, s'occupe, se prête au traitement, mais l'idiotie apparaît considérable alors. Elle quitte l'asile le 29 décembre 1887, ayant eu le 26 décembre une attaque nettement épileptique, sans réapparition de l'état maniaque.

D'une taille petite pour son âge, les membres graciles, la poitrine étroite, la peau blanche et sèche, cette malade, qui n'a encore aucun des attributs physiques de la puberté, a dans son langage quelque chose d'enfantin ; le crâne petit, mais en rapport avec le volume du corps, porte des points douloureux au sommet ; la face est pâle, allongée, les yeux battus, enfoncés, le regard sans expression, il existe un strabisme double convergent ; le cou est long, la glande thyroïde saine, la langue déviée à droite. Rien aux viscères, l'excitabilité tendineuse est seule notable.

Le père est mort à cinquante-cinq ans, d'un dernier accès de délirium tremens alcoolique ; à chacun d'eux, pendant quinze jours il était aliéné, volant, gâtant, égaré, un vrai enfant; en dehors de ces accès, il ne paraissait jamais ivre chez lui. Les grands parents moururent du choléra; pas d'autres renseignements. Sur trois tantes, l'une mourut à soixante-huit ans, idiote et bossue, les deux autres sont mariées et ont de beaux enfants comme elles. Un oncle, qui a épousé la mère de la malade, soixante-six ans, a été déporté à Cayenne pour les affaires de 1852 ; est atteint de cataracte double depuis douze ans.

La mère, cinquante-six ans, maigre, hystérique, impressionnable toute sa vie, souffre de la tête, a des hémoptysies fréquentes depuis la ménopause; elle eut cette enfant à quarante ans, et sa grossesse fut traversée par une « folie », à l'occasion d'une scène dans laquelle elle vit une folle faire tapage dans une église. Le grand-père, alcoolique, absinthé, qui avait dévoré toute sa fortune, mourut à quarante-cinq ans, d'une incontinence d'urine. La grand'mère, mourut à cinquante-trois ans, épuisée, hystérique; elle avait des attaques rares. Une tante est morte de la poitrine à trente ans ; un oncle, ancien soldat, est mort bronchitique à quarante-cinq ans.

Un frère mort-né.

De ce qui précède il résulte que souvent il est nécessaire, pour un dégénéré par alcoolisme, d'avoir parmi ses ancêtres des tuberculeux, des hystériques, des nerveux, pour aboutir lui-même à l'aliénation mentale. Il est remarquable que ce sont les défectuosités psychiques qui donnent le plus grand appoint; la tuberculose vient ensuite, la goutte et les autres diathèses en troisième ligne. Nous laissons de côté à dessein la syphilis, dont les manifestations intellectuelles sur l'individu ou sur sa descendance ne peuvent se renfermer dans les états fonctionnels qui constituent le fonds des aliénations mentales des dégénérés.

§ B *bis*. **Etats fonctionnels ; délire et syndrômes.** — Nous venons d'étudier tout au long l'influence de l'hérédité alcoolique sur l'état mental originel ou fonctionnel des dégénérés. Aliénés, ces dégénérés le deviennent en grand nombre.

Existe-t-il dans ces aliénations mentales une caractéristique ?
Une école qui compte de nombreux adhérents, qui soutient
son opinion par de nombreux écrits et par la puissance d'observation vraiment étonnante de l'un de ses chefs actuels,
M. Magnan, veut qu'il existe un délire particulier aux dégénérés en général. Nous sommes loin de croire que cet état
n'existe pas ; au contraire, en principe, nous sommes persuadé
que, cliniquement, l'héréditaire dégénéré présente les trois as-
pects que lui attribue M. Magnan : l'état mental, l'état syn-
dromique, l'état délirant. Pour l'alcoolisme, cause de dégénérescence particulière que nous avons étudiée, nous nous sommes attaché, en le présentant sous une autre forme, à démontrer la réalité, la valeur de l'état mental. Nous avons réservé
la question du délire, du syndrôme.

Sur la question du délire, nous sommes encore d'accord avec
le judicieux médecin de Sainte-Anne. On retrouverait facilement dans nos observations la trace de ce délire particulier
aux dégénérés : délire brusque, se développant d'emblée et
très-vite, ou délire chronique, affectant une marche irrégulière, présentant des formes multiples (polymorphisme) dans
le même temps ou successivement, interrompu parfois par des
bouffées subites d'idées délirantes s'évanouissant presque aussitôt ; délire survenant dès le jeune âge, aboutissant à une démence précoce ; délire intermittent. L'alcoolisme des ascendants, ce facteur puissant de la dégénérescence, donne lieu à
cet état délirant, dont la marche progressive se fait à travers
les délires ambitieux, religieux, de persécution. Nous voulons,
pour entraîner la conviction, relater l'observation suivante,
dans laquelle ce n'est plus successivement, mais en même
temps, qu'apparaissent les trois formes caractéristiques de
ce délire de dégénéré. Avec notre maître M. le professeur
agrégé Mairet, nous pensons en effet que, lorsqu'il y a délire
chez un dégénéré, c'est simultanément que se présentent les

idées ambitieuses ou de persécution qui en formeront le fond, que le germe de ce délire lève à la fois sous ses diverses formes, l'une ne précédant l'autre dans son intensité et sa prépondérance que par le fait de l'adjonction de troubles sensoriels.

Observation XXXIII. — Mme B... (Marie-Joséphine), épouse M....., quarante-cinq ans, couturière, née à Paimbœuf (Loire-Inférieure), domiciliée à Montpellier, entre à l'asile le 2 août 1884. Intelligente et laborieuse, cette malade reçut une bonne éducation et une solide instruction; elle tenait les comptes et faisait marcher les affaires de sa mère, marchande foraine; à elles deux leur petit commerce prospérait.

Mariée à vingt-trois ans, elle vécut pendant seize ans en bonne intelligence avec son mari; habile couturière, elle occupait en outre de petites places de concierge, et par son ordre, son travail, sa sobriété, l'intelligence avec laquelle elle s'occupait de petits travaux de comptabilité et d'écriture, gagnait l'estime et la confiance de ses maîtres; ces qualités faisaient qu'on passait sur son entêtement et son humeur variable.

De bonne santé habituelle, elle avait des céphalalgies très-tenaces; en outre elle saignait du nez à chaque période menstruelle, quoique régulièrement et bien réglée; à noter une crise d'asthme peu après son mariage; la leucorrhée était continuelle.

Vers trente-sept ans, elle montra peu à peu dans son langage et sa conduite une certaine bizarrerie : dans son insomnie, elle parlait seule, se levait, croyait entendre parler derrière sa porte; des revenants la nuit, des bêtes le jour, couraient sur les murs de ses appartements; la physique lui faisait éprouver des sensations intenses bizarres. Elle se mit sous la protection du Christ, fréquenta assidûment les églises, consulta en même temps les somnambules et les tireuses de cartes; elle finit par reconnaître son mari comme chef de la conspiration ourdie contre elle, et, la vie devenant impossible dans ces conditions, l'abandonna. Mais elle connut la misère; il y eut tentative de rapprochement, puis nouvelle rupture.

Un an après, sur la plainte des voisins, à la suite de scandales, du bruit continuel et des accusations perpétuelles qu'elle portait à la police, elle fut internée à l'asile.

Dans l'asile, elle offre dès les premiers jours le tableau d'une folie des persécutions se rattachant à des perversions sensorielles de l'ouïe, de la vue, du sens génital, avec une excitabilité notable. Pincée, parlant avec volubilité, accentuant ses paroles, elle étale, en baissant les yeux, mais complaisamment, tous les détails de son délire et de ses perversions sensorielles, surtout celles relatives à l'appareil génital : « son cœur blêmit, son impudique époux, l'indigne B..., la trompait, etc. », et elle marche en sautillant, les mains à la hauteur des seins. Elle accable le médecin en chef de ses lettres, accusant les internes de la « miroiter », de lui faire monter au front le rouge de la honte ; l'érotisme est considérable. Mais derrière cette folie des persécutions, de même date, plus importantes au fond, se cachent des idées de grandeurs ; elle est d'une grande famille, dit s'appeler Marie B... de Bretagne, élevée chez Olivier B... ; donnée en confiance à son père adoptif, elle est une grande dame, mariée à un homme très-inférieur à elle. Elle ne s'est aperçue de sa noble origine qu'en voyant son mari sournois, jaloux, prévenant parfois pour elle, interceptant les lettres qui lui apportaient la solution de l'énigme de sa vie ; de peur de punition pour ses brutalités, son mari, ces jours-là, l'insultait dans son honneur de femme, ne respectait pas sa beauté, sa supériorité physique ; « très-gracieuse, le cœur digne, me voyant les cheveux frisotants, la figure jolie, bon cœur et belle personne, on me recherchait comme maîtresse, mais je suis restée sage. » L'intelligence reste complète, conservée ; les idées de grandeurs contemporaines des idées de persécutions s'enchevêtrent actuellement et donnent peu de consistance, de systématisation au délire.

De taille moyenne, élancée, les doigts effilés, les membres un peu grêles et longs, la peau brune, elle est peu musclée. Le visage est allongé, le crâne allongé en barrillet (dolichocéphalie) ; il y a prognathisme de la mâchoire supérieure ; les traits sont un peu ridés, la peau un peu huileuse. Dilatation des cavités cardiaques, souffle anémique dans les vaisseaux du cou ; rien de pathologique dans les viscères ; la sensibilité et la motilité sont intactes ; la nutrition est mauvaise : accidents scorbutiformes fréquents, anémie persistante. La ménopause s'est établie dans le courant de l'année 1885.

Le père, employé des douanes en retraite, est mort à soixante-douze ans, d'une attaque de rhumatisme, auquel il était sujet; c'était un alcoolique, buvant depuis longtemps.

La mère buvait de compagnie avec son mari; marchande foraine, intelligente, elle mourut à soixante ans d'un accès d'asthme, qui se répétait fréquemment chez elle. Une tante maternelle s'adonnait aussi à la boisson.

Douze frères ou sœurs consanguins, dont six utérins.

Un frère mort pendant la guerre de 1870, un autre noyé par accident. Une sœur aînée, religieuse, épileptique à quarante ans, ressemblant physiquement beaucoup à la malade; une autre sœur, âgée de trente ans, bonne santé, mère d'enfants bien portants; les sept autres sont morts jeunes de convulsions.

Un fils mort à vingt ans, de la fièvre jaune, au retour du Sénégal, intelligent et robuste, mais violent et mal équilibré. Une fille morte à dix-huit mois, après de nombreuses convulsions.

Quant aux syndrômes épisodiques des héréditaires (folie du doute, aichmophobie, agoraphobie, claustrophobie, topophobie, dipsomanie, sitiomanie, pyromanie, pyrophobie, kleptomanie, oinomanie, manie du jeu, impulsions homicides et suicides, onomatomanie, arithmomanie, écholalie, amour exagéré des animaux, coprolalie, aboulie, anomalies, perversions et aberrations sexuelles), nous les considérons comme des stigmates psychiques de la dégénérescence mentale, dont le rapport avec le délire est simplement contingent; survienne le délire, et l'aliénation mentale est constituée; mais ce n'est qu'à titre de renseignements ou de complications de l'aliénation mentale que nous acceptons cette introduction du syndrôme du dégénéré dans la folie. Ces syndrômes sont l'équivalent de la susceptibilité du candidat à la phthisie pour la bronchite, la congestion des sommets; le microbe tuberculeux seul la déterminera; l'occasion morale, le traumatisme, la fonction physiologique fera seule éclore l'aliénation mentale.

Si nous résumons cette seconde partie de notre travail, nous voyons que les descendants des alcooliques offrent tous, sans exception, des phénomènes de dégénérescence, dégénérescence qui se caractérise par des atrophies partielles portant uniquement ou à la fois sur le corps et sur l'esprit : anomalies de développement dans la vie intra-utérine, état général faible, intelligence au-dessous de la normale, peuvent être groupés ensemble; plus restreintes encore sont ces atrophies dont la perte de la volonté, la diminution du libre arbitre, l'absence ou la perversité de tel ou tel sentiment, de telle ou telle faculté de l'intelligence, sont des signes si fréquents. Mais là ne s'épuise pas l'action nocive de l'alcoolisme ancestral; dans le cours de la vie peuvent se montrer des altérations durables ou passagères de la raison, des lésions psychiques et somatiques particulières, surtout aux époques critiques; enfin des maladies générales ne reconnaissent pas d'autre cause que cet état d'infériorité physique; et, si l'hérédité est homologue, on retrouve toujours l'aggravation de l'atrophie première. Atrophie originelle ou atrophie acquise de par le cours naturel de la vie, telle est l'expression de la dégénérescence causée par l'alcoolisme des ascendants.

En un mot, s'il voit le jour, le dégénéré par alcoolisme vit dans un état perpétuel d'équilibre physique et mental éminemment instable, qu'il ne doit qu'à ses ascendants.

TROISIÈME PARTIE

LA DESCENDANCE DES ALCOOLIQUES AU POINT DE VUE MÉDICO-LÉGAL. — LA THÉRAPEUTIQUE DE CET ÉTAT

CHAPITRE PREMIER

Médecine légale

Dally (1), méconnaissant la nature morbide de l'ivrognerie que Davis (2) avait établie pour la plupart des cas, concluait ainsi devant la Société médico-psychologique : « Le droit pénal est un droit de défense sociale, qui n'est pas fondé sur des thèses de métaphysique, mais sur la nécessité et sur l'utilité, non sur la vengeance et sur l'expiation. A ces titres, la responsabilité ne doit pas avoir d'autre mesure que le danger qu'un crime fait courir à la société et aux individus... L'irresponsabilité accordée aux alcooliques est une prime accordée à l'alcoolisme; c'est grâce à l'alcool que plus de la moitié des crimes est commise : il s'ensuit, au point de vue de l'utilité, que la répression des crimes d'origine alcoolique doit être rigoureuse et exemplaire. » La théorie de la responsabilité par-

---

(1) Dally, *Sur la prétendue irresponsabilité des alcooliques criminels.* (Soc. méd.-psych., 10 novembre 1879.)

(2) Davis, *l'Ivrognerie est-elle une maladie ou un délit moral ?* in *Ann. méd.-psych.*, 1879, p. 473.

tielle (1), qui avait suscité de si intéressantes discussions de
la part de Fournet, de Delasiauve, Michéa, Falret, et qui
avait été acceptée en principe avec des restrictions spéciales
à chaque orateur, semblait donc remise en question.

Heureusement, la notion de la folie des dégénérés introduite
dans la psychiatrie vint, peu de temps après, faire pencher
la balance vers l'adoption de plus en plus large du principe
de la responsabilité partielle. Legrand du Saulle (2), soulevant
à nouveau la question, disait : « L'hérédité est un indice, mais
elle ne suffit pas pour fournir une circonstance atténuante ; elle
doit être jointe à l'observation du malade, à l'instar des signes
et des stigmates, mais l'expert reste dans l'espèce. » M. Motet (2), plus précis, demande toujours l'atténuation de la peine.
Récemment, M. Vétault (3) vient de toucher à la question en
concluant : « La responsabilité peut être atténuée chez les individus faibles d'intelligence, chez lesquels la tolérance pour
les boissons alcooliques est diminuée par les conditions d'infériorité de leur organisation cérébrale. Elle ne saurait disparaître tout entière, surtout lorsque ces individus savent qu'ils
ne peuvent pas boire sans danger pour eux-mêmes. Et ce cas
se rencontre plus souvent qu'on ne le pense. » (Savage) (4).
D'après ces quelques données sur la responsabilité partielle,
on voit facilement que la question est loin d'être résolue.
Quoi qu'il en soit et sans vouloir rien préjuger, nous voulons
donner notre opinion.

Dans les actes de la vie ordinaire, le dégénéré donne déjà
des preuves manifestes de la diminution de son libre arbi-

---

(1) *La Responsabilité partielle.* (Soc. méd.-psych., 1864.)
(2) Legrand du Saulle, Motet, *la Question de l'hérédité devant les
cours d'assises.* (Soc. méd.-psych., 1883.)
(3) Vétault, *Étude médico-légale sur l'alcoolisme.* (Thèse Paris, 1887.)
(4) Savage, in *Mental Science*, 1886.

tre ; il est dans un état d'équilibre instable ; les diverses occasions dans lesquelles il aura à manifester sa volonté, testament, donation entre vifs, vente, achat, sont choses de nature à soulever des contestations devant la justice. La conduite du médecin expert, ses résolutions, ne peuvent être que rarement influencées par l'état psychique antérieur, particulier à l'individu : le commerce n'est pas fait le plus souvent d'autres choses que de tromperies, les donations ne sont que l'expression tangible de sentiments affectueux du donateur envers l'intéressé, le mariage de même ; les assurances avec les risques que court l'assureur ressortissent au même fait. Jamais un tiers ou l'intéressé ne pourra se prévaloir de cet état changeant, mobile, du dégénéré, pour demander l'annulation du contrat ; les conventions font la loi des parties. A l'occasion d'une demande d'interdiction, pareil caractère chez semblable déséquilibré pourra être recherché, mais la conduite de l'expert sera délicate, car où est la ligne de démarcation entre la folie et l'excentricité ? L'appréciation devra être sérieusement appuyée sur des preuves.

Dans les actes contraires aux lois, la justice se fondant sur certains indices pourra avec plus juste raison demander l'avis d'un expert. Contravention, délit, crime, tel dégénéré pourra les commettre de par son état psychique particulier, sa perversité maladive, la diminution de son libre arbitre. Que conclure ? Se basant sur le degré d'infériorité sensitivo-intellectuelle que présente ce dégénéré, le médecin demandera pour lui une atténuation en rapport avec son état mental, si le fait incriminé ne s'est produit que dans une exagération provoquée ou accidentelle de cet état originel ; il donnera des conclusions tendant à l'internement dans un asile d'aliénés si ces perversions originelles sont telles que la moindre provocation doive les faire apparaître, que la société soit exposée à leurs manifestations dangereuses au moindre excès. « L'alcool,

dit Lentz (1), n'est que la mèche qui allume l'incendie, et celui-ci variera évidemment suivant la nature des matériaux
sur lesquels il portera. » En effet, sous l'influence des spiritueux surtout, mais aussi sous l'influence de la passion amou-
reuse, de la colère, le déséquilibré moral ou mental se mon-
trera nettement. Et alors se produisent ces ivresses maniaques
ou convulsives, dont l'intensité et la durée sont si variables,
dont le danger pour la société est toujours si imminent; alors
aussi sont consommés ces crimes abominables dont les échos
retentissent si douloureusement et si fréquemment dans les
cours d'assises ; alors aussi se commettent ces attentats à la
pudeur si communs depuis l'extension des progrès de l'alcoolisme. Tous les dégénérés en sont là, débiles, imbéciles, épileptiques, nerveux ou aliénés proprements dits ; de par leur
organisation cérébrale défectueuse, ils présentent aux causes
excitatrices morales ou toxiques une susceptibilité telle, que
le libre arbitre disparaît rapidement et que la justice dans ces
cas se trouve devant des individus momentanément privés de
responsabilité.

La distinction entre la perversion maladive et la perversité
morale est du reste possible, et, si la simulation de la folie ef-
fective est supposée, on recherchera avec Michéa (2) et Brierre
de Boismont les oppositions de caractère et la coexistence ou
la coïncidence des phénomènes de physiologie pathologique,
tels que dyspepsie, troubles de la menstruation, spermator-
rhée, anesthésie, désordres de l'action musculaire. Lorsqu'il
y aura perversion originelle, à manifestations presque conti-
nues, des sentiments ou de la volonté, ce n'est plus au nom de
la justice, c'est au nom de la pathologie qu'il faudra considé-

(1) Lentz, *de l'Alcoolisme et de ses diverses manifestations,* 1886.

(2) Michéa, *des Caractères qui permettent de distinguer la perversion
maladive de la perversité morale.* (*Ann. méd.-psych.,* 1852.)

rer le sujet. L'étude des relations de ces anomalies avec la médecine légale se complète de jour en jour. Les perversions génitales sont de celles qui amènent le plus souvent des dé-générés devant la justice; la signification classique et légale de l'impulsion sexuelle pervertie a donné lieu à de nombreuses observations, que MM. Kirn(1), Krueg(2), Brouardel(3), Kraft-Ebing (4), ont soutenues de leur talent et de leur nom et attri-buées souvent à l'alcoolisme héréditaire. Les perversions af-fectives envers la famille, envers la société, envers soi-même, ont aussi souvent des rapports avec la médecine légale; cer-tains assassins, certains voleurs, la plupart des déserteurs, cer-taines prostituées, ne devront leur perversité morale qu'à la dégénérescence. Le bien-fondé de ce soupçon de dégénéres-cence alcoolique sera fréquent; aussi ces perversions devront être réglementées en cas de généralisation, traitées par l'iso-lement avec ses degrés dans le cas de sporadicité. Les asiles recevront, avec des garanties pour la sortie ultérieure en cas d'amélioration passagère ou de guérison, les exhibitionnistes, certains stercoraires, les onanistes, certains déserteurs ; les maisons d'éducation à discipline sévère, certains voleurs et ces enfants pervers méconnaissant leurs parents, jetant le trou-ble dans la société par la précocité de leurs instincts mau-vais. Les prisons devront-elles éloigner de la société les assas-sins, les incendiaires? les prostituées devront-elles indéfiniment être réintégrées dans les maisons de tolérance? Autant de ques-

(1) Kirn, *Sur la valeur clinique et légale de la perversion des instincts sexuels. (Allg. Zeitschrift für Psychiatrie,* 1882.)

(2) Krueg, *Sur la valeur clinique et légale de la perversion des instincts sexuels.* Brain, 1881.

(3) Brouardel, *Aberrations génitales innées et périodiques, acquises ou morbides. (Gaz. hôpitaux,* 1887, p. 321-353.)

(4) Kraft-Ebing, *les Psychoses alcooliques.* Irrenfreund, 1874.

tions que dans l'espèce le médecin expert devra résoudre avec l'appui de la justice, en essayant de faire prévaloir cette opinion qu'il faut restreindre de plus en plus le champ de la criminalité voulue. Ainsi, si l'on ne guérit pas ce qui est incurable, on aura au moins protégé la société dans la mesure du possible.

Cette question si vaste de la responsabilité des dégénérés, nous ne venons que de l'effleurer ; elle est assez importante pour provoquer la synthèse des rapports médico-légaux épars dans les greffes ou dans les notes du médecin légiste. Elle touche, en outre, de très près à la thérapeutique de cet état mental. Nous venons d'énumérer quelques-uns des traitements que la société peut opposer à ces états particuliers si communs. Mais il est un traitement dont la toute-puissance est évidente, mais qui, pour être mis en œuvre, a besoin d'une puissance morale telle que l'État : nous voulons parler de la prophylaxie de la l'alcoolisme.

CHAPITRE II

Thérapeutique

« *Sublatâ causâ, tollitur effectus.* » L'étiologie actuelle tend de plus en plus à se renfermer dans cet axiome : « Plus de microbes, plus de maladies » ; « Plus d'alcoolisme, plus de dégénérés », pourrions-nous dire.

La prophylaxie, cette étiologie renversée, ne tend qu'à faire disparaître les causes des maladies. Or les causes de l'alcoolisme sont multiples : sociales ou personnelles, misère ou ennui (1). La lutte pour l'existence nécessite l'excès de travail,

(1) Rouxel, l'*Alcoolisme et ses causes*. (*Journal d'hygiène*, 1887.)

l'alimentation insuffisante, d'où misère; l'homme prend l'habitude de demander à l'alcool des forces factices, momentanées, mais qu'il sait où puiser; d'autres hommes boivent pour leur plaisir, parce qu'ils s'ennuient : ces causes tiennent à l'organisation de la société. Les causes personnelles se résument dans l'exagération de ces besoins d'excitants, dans le besoin souvent maladif de ces excitants. S'opposer à ces causes, limiter ces besoins sociaux pour ne pas verser dans l'abus, quelle puissance peut entreprendre cette tâche humanitaire ?

Avec ses rouages multiples, avec son autorité incontestable, l'État a dans la main tout ce qu'il faut pour aboutir; le choléra, la peste, ces fléaux du genre humain, ont diminué, grâce aux mesures prohibitives prises. Pourquoi l'alcoolisme ne serait-il pas justiciable du même moyen? Nos législateurs ont entrepris cette tâche. Les travaux parlementaires en font foi : la loi Roussel, en France, née des discussions scientifiques dont retentit la tribune de l'Académie de médecine en 1870-1871 (1), donne des moyens pratiques de combattre l'ivrognerie : réglementation sévère des débits, taxe spéciale sur les alcools, augmentation des droits de patente, emploi de mesures répressives graduées contre l'ivresse publique, de pénalités, moyens légaux de protection des intérêts de la famille et de la société. En outre, depuis 1871, se sont créées des associations dont le but est de montrer aux masses les effets funestes de l'empoisonnement chronique par l'alcool. L'un par la force physique et morale, les autres par la persuasion, attaquent avec une généreuse ardeur cette plaie sociale, et nous augurons bien de l'avenir, quand nous voyons ce qui est au sommet faire effort pour descendre en bas. Certainement, on doit retirer de ces tentatives des résultats que les années seules peuvent per-

(1) *Discussions sur l'alcoolisme.* (Ac. médecine, 13, 20, 27 décembre 1870; 3, 10, 17, 24 janvier; 7, 14, 21 février 1871.)

mettre de juger. La diminution du nombre de ces dégénérés par alcoolisme, dont les tribunaux, les asiles d'aliénés et les hospices sont remplis, sera le réactif indicateur de la décroissance dans l'abus des spiritueux. Les autres statistiques faites à des échéances moins éloignées contiennent *ipso facto* des éléments d'erreurs ; aussi faut-il ne faire, à notre modeste avis, qu'un fonds peu certain sur la valeur de ces statistiques et ne pas trop tôt crier victoire parce que les agents de l'autorité auront dressé un moins grand nombre de procès-verbaux pour ivresse publique.

A côté du traitement prophylactique de la dégénérescence qui produit l'alcoolisme, traitement qui est intimement lié à celui de l'alcoolisme lui-même, il y a le traitement médical du dégénéré ; moral ou médicamenteux, ce traitement ne doit tendre qu'à rétablir l'équilibre, l'harmonie qui est originellement rompue entre les divers éléments de toute manifestation vitale ; il s'adressera à l'esprit, il s'adressera aussi au corps.

Les asiles spéciaux pour les ivrognes, dont l'Amérique et l'Angleterre sont abondamment pourvues, tenant le milieu entre la prophylaxie et le traitement médical, évitent, par l'isolement qui est leur principe, nombre de ces procréations à produits monstrueux dans tous les sens ; le malthusianisme ainsi appliqué perd son caractère fâcheux pour le progrès et devient excusable. D'autres moyens indirects, semi-prophylactiques, semi-médicaux, seront ceux qui s'adresseront aux parents alcoolisés. Nous n'avons pas l'intention de citer tous les traitements qui ont été institués contre les tendances ébrieuses de certains hommes : Lancereaux (1), Flemming (2), Nasse (3),

(1) Lancereaux, art. ALCOOLISME, *in* Dict. Dechambre, p. 694.

(2) Flemming, *des Moyens d'empêcher les rechutes dues à l'ivrognerie.* (*Ann. méd.-psych.*, 1879, p. 161.)

(3) Nasse, *Comment pourrait-on arriver en Allemagne à combattre les suites fâcheuses de l'alcoolisme ?* in *Ann. méd.-psych.*, 1879, p. 331.

Rolles et Salomon, ont tour à tour prôné la privation des amers, le dégoût par mélange à l'alcool de substances émétiques ou d'alcool aux aliments, les bromures, l'anesthésie médicamenteuse de l'estomac, et bien d'autres procédés dont la valeur respective est certaine, mais tient rarement devant l'ivrognerie invétérée.

L'on s'adressera enfin au dégénéré par une hygiène bien entendue et par le traitement du moment. Pour traiter les accidents du moment, on aura recours à l'hygiène transitoire, corporelle et psychique; on recherchera dès l'abord le calme des sens, car ce sont les sens qui sont le plus souvent le siége des manifestations morbides du dégénéré; un repos strictement réparateur, le travail manuel amenant une fatigue limitée, l'occupation physique, le moins possible intellectuelle, seront prescrits, de façon à ne pas laisser l'imagination de l'individu vagabonder; l'intervention par les sédatifs généraux ou locaux, si besoin est : tels seront les moyens employés pour parer aux manifestations psychiques anormales du moment. L'isolement sera en outre un facteur important du succès, à la condition d'une liberté de mouvements très-grande. Quant aux maladies somatiques des dégénérés, elles seront justiciables des traitements ordinaires, mais le médecin devra avoir toujours présent à la mémoire l'état des forces, que chez ces dégénérés nous avons montré être toujours restreintes.

L'hygiène de l'esprit et du corps du dégénéré seront dès le berceau l'objet de tous les soins du médecin; l'éducation sensorielle, morale, intellectuelle, cette génération psychique, sera surtout dirigée dans le sens des tendances actuelles de la société; car ce qu'il faut éviter avant tout, c'est que le dégénéré ne soit pas dans un milieu en harmonie avec ses défauts innés, ne vive pas dans une société qui ébranlerait par ses moqueries ou ses habitudes ses convictions intimes.

Il faudra tenir compte de l'éducabilité du sujet, réprimer les

tentatives d'exagération de telle ou telle faculté : la pondéra-
tion des parties constituantes de l'intelligence sera enfin le but
à atteindre. Si l'intelligence le permet, on arrivera à une uni-
formité de sentiments; à une égalité de facultés intellectuelles,
à une parité de volonté qui sera le signe de l'amélioration,
car cet équilibre parfait des facultés de l'âme est l'expression
de l'homme dans sa vie intellectuelle normale.

Au point de vue du corps, dès l'enfance ou dès les premiers
soupçons de dégénérescence, l'état général devra être surveillé; affaibli ou exubérant, il faudra le corriger dans le sens
d'un équilibre constant; à chaque âge devra correspondre sa
fonction, elle devra être provoquée si elle tarde ou si son apparition languit : la menstruation chez les filles, les désirs physiologiques chez les garçons; pas de précocité, mais pas de
retard. Le mariage, l'accouchement, les excès de travail, les
fatigues, les excès quelconques, même légers, devront être
soupçonnés comme cause possible d'apparition de la tendance
au déséquilibre; de même la ménopause, le passage à l'âge
viril, la vieillesse. Les états locaux ne devront pas être négli-
gés. Le médecin devra se souvenir que, malgré les apparences
de santé, il existe une susceptibilité spéciale pour les maladies
épidémiques; que l'adjonction à l'hérédité alcoolique de diathèses aggrave singulièrement les chances de moindre résistance vitale, est une épée de Damoclès toujours menaçante pour
certains organes plus fréquemment atteints par la diathèse,
et que sa localisation devient de ce fait même probable.

Enfin le spectre de l'aliénation mentale ou d'une maladie
grave devra toujours être évoqué dès la moindre atteinte à
la santé. L'équilibre qu'on aura obtenu au prix de tant de soins
reste essentiellement stable; un rien peut détruire l'œuvre,
une cause d'ordre secondaire peut amonceler en un instant
des ruines là où se dressait un superbe édifice; une mauvaise
nouvelle, un excès même faible, un traumatisme, peuvent cau-

ser ces désordres. Avec un dégénéré par alcoolisme, on risque souvent de bâtir sur le sable.

C'est alors, pendant cette tempête, que le médecin a besoin de tout son sang-froid, d'un coup d'œil rapide, qu'il doit avoir à sa disposition des moyens énergiques, et les appliquer *citò* et *tutò*; à ce prix, la tourmente pourra passer sans grand dommage, mais il restera toujours à l'horizon un avenir sombre et incertain.

CONCLUSIONS GÉNÉRALES

Avant de clore ce long travail, dont le but est de montrer et d'étudier les effets de l'alcoolisme des parents sur les descendants, nous désirons donner sous une forme synthétique les principaux points que nous espérons avoir démontrés, indiquer sous quels points de vue cliniques nous les avons considérés.

1° L'hérédité est une loi biologique qui, de concert avec l'adaptation, sous l'égide du transformisme, explique le plus grand nombre des faits physiques ou psychiques, physiologiques ou pathologiques, que l'on rencontre dans l'étude de la génération des individus, des familles, des races et des espèces.

2° L'alcoolisme, aigu ou chronique, exerce sur tous les systèmes de l'organisme des effets se traduisant symptomatologiquement par la diminution de la vitalité, la vieillesse anticipée de l'organe, aboutissant anatomiquement à la déchéance organique prématurée par stéatose des parenchymes, ou par processus irritatif des séreuses.

3° L'hérédité transmettant les caractères passagers ou durables que revêt l'homme faisant accidentellement ou habituellement abus de boissons alcooliques, les descendants de cet homme tiendront de leurs parents, suivant la dominante de la symptomatologie au moment de la procréation : a) s'ils sont procréés ou conçus pendant l'ivresse, des troubles nerveux ou psychiques ; b) s'ils sont procréés ou conçus pendant l'alcoo-

lisation chronique, des altérations physiques ou mentales originelles, en rapport avec le degré organique de cette alcoolisation.

4° Le mécanisme de l'action de l'alcoolisme s'explique facilement par les lésions où les modifications morbides que subissent les organes générateurs, à tous les degrés de l'alcoolisme; la plus grande gravité de l'alcoolisme maternel tient aux
connexions plus intimes qui relient le produit à la mère.

5° Les troubles somatiques, que cause l'alcoolisme dans la
progéniture, portent sur l'intégrité de la constitution du corps,
sur la résistance vitale de sa totalité ou de chacune de ses
parties, sur la réaction des éléments aux causes morbides, et
sont caractérisées par des malformations multiples et graves,
par un amoindrissement de la force intime de la vie des éléments ou des organes et par une susceptibilité particulière
vis-à-vis des agents morbifiques.

6° Les troubles intellectuels dus à l'alcoolisme des parents
sont fréquents: originels ou fonctionnels.

a) Originels, ils portent sur la totalité de l'intelligence, ou
seulement sur l'une des facultés de l'âme, ou même sur l'une
ou l'autre des parties constitutionnelles de ces facultés; elles
sont exaltées ou déprimées: passions, mémoire, volonté, sont
de la première forme; idiotie ou imbécillité, absence de volonté,
sont de la seconde forme. Le déséquilibre entre les divers éléments de l'état intellectuel et moral est la caractéristique de
ces troubles originels.

b) Fonctionnels ou aboutissant à l'organicité, ces troubles
psychiques se traduisent par l'aliénation mentale sous les formes les plus diverses. Les causes de l'apparition de la folie
sont multiples, de tous les instants: causes physiques et morales, états physiologiques, maladies aiguës ou chroniques
des divers systèmes, intoxications, maladies générales, tout
est une occasion pour délirer et souvent pour devenir aliéné.

c) Les faits de l'état fonctionnel dérivant de l'état originel ne sont pas rares ; l'union des altérations somatiques avec les perturbations intellectuelles est presque la règle.

7° Les troubles nerveux, nés de l'intoxication des parents, constituent la grande classe des névroses et quelques-unes des maladies du système nerveux, et doivent être considérés comme un acheminement à ces états intellectuels morbides dont la réalisation est si fréquente.

8° De ces effets multiples de l'alcoolisme sur le corps et sur l'esprit des descendants il ressort, au point de vue médico-légal et au point de vue thérapeutique, des notions d'une importance capitale, dont l'application, pour chacun des cas particuliers, demande des connaissances approfondies en médecine mentale et une sûreté de jugement considérable; il ne saurait y avoir de loi générale dans l'appréciation des multiples cas qui se présentent.

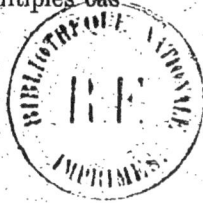

TABLE DES MATIÈRES

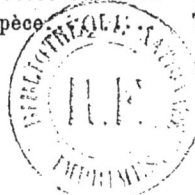

TROISIÈME PARTIE. — La Descendance des alcooliques au point de vue médico-légal. — La Thérapeutique de cet état.

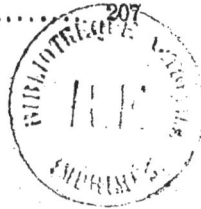

Bertin (E.). De l'Embolie, son étude critique; par E. BERTIN, professeur agrégé
à la Faculté de Médecine de Montpellier, 1 vol. in-8° de 500 pages..... 8 fr.

Bush et fils et Meissner. Catalogue illustré et descriptif des Vignes américaines,
par MM. Bush et fils et MEISSNER. Deuxième édition française, avec 149 figures
intercalées dans le texte, 3 planches en chromolithographie, traduite sur la troisième édition anglaise, par Louis BAZILLE, Vice-Président de la Société d'Hor-
ticulture et d'Histoire naturelle de l'Hérault, revue et annotée par J.-E. PLA-
CHON, professeur à la Faculté de Médecine de Montpellier, correspondant de
l'Institut, membre de la Société centrale d'Agriculture et de la Société d'Horti-
culture et d'Histoire naturelle de l'Hérault. Montpellier, 1885, 1 vol. gr. in-8° bro-
ché de 294 pages........... 8 fr.

Castan (A.). Traité élémentaire des fièvres; par le Dr A. CASTAN, professeur agrégé
à la Faculté de Médecine de Montpellier; 2e édition, revue et augmentée. Montpellier, 1872, 1 vol. in-8° de 416 pages........... 7 fr.

— Traité élémentaire des diathèses; par le Dr A. CASTAN, professeur-agrégé à la
Faculté de Médecine de Montpellier, 1867, 1 vol. in-8° de 468 pages..... 8 fr.

Dubrueil (A.). Leçons de Clinique chirurgicale, par le Dr A. DUBRUEIL, professeur à la Faculté de Médecine de Montpellier, chirurgien de l'hôpital Saint-Éloi,
tom. premier en quatre fascicules, in-8°. Montpellier, 1880-83..... 6 fr.

— Idem, tom. II, premier fascicule. Montpellier, 1884, in-8° de 63 pages. 1 fr. 50.

Fuster (J.). Monographie de l'affection catarrhale, 2e édition, 1865, in-8°. 7 fr.

Garimond (E.). Traité théorique et pratique de l'avortement, considéré au point
de vue médical, chirurgical et médico-légal; par Émile GARIMOND, professeur
agrégé à la Faculté de Médecine de Montpellier, 1869, 1 vol. in-8° de 476 pages........... 7 fr. 50.

Loret (H.) et A. Barrandon. Flore de Montpellier, comprenant l'analyse des-
criptive des plantes vasculaires de l'Hérault, leurs propriétés médicinales, les
noms vulgaires et les noms patois, et un Vocabulaire des termes de botanique,
avec une carte du département. Montpellier, 1877, 2 vol. in-8°........... 12 fr.

Masse (J.). De l'influence de l'attitude des membres sur les articulations au point
de vue physiologique, clinique et thérapeutique; par le Dr J. MASSE, professeur
à la Faculté de Médecine de Bordeaux, troisième édition, revue et augmentée.
Montpellier, 1880, 1 vol. in-4° de 226 pag., avec 8 planches et dessins intercalés
dans le texte........... 10 fr.

Martin (L. H. de). Des corps gras naturels et artificiels, considérations chimiques,
physiologiques et médicales, par L. H. de MARTIN, docteur en médecine. Montpellier, 1869, 1 vol. grand in-8° de 218 pages........... 3 fr.

Pouzolz (de). Flore du Département du Gard, ou Description des Plantes qui croissent naturellement dans ce département, par de POUZOLZ. Montpellier, 2 vol. in-8°
brochés........... 12 fr.

— Idem, avec planches coloriées........... 15 fr.

Richer (Paul). Études cliniques sur la grande Hystérie ou Hystéro-épilepsie, par
le Dr Paul RICHER, précédé d'une lettre-préface de M. le professeur Charcot;
2e édition, revue et considérablement augmentée, avec 19 figures intercalées
dans le texte et 10 gravures à l'eau-forte. Paris, 1885, 1 vol. in-8° raisin de
976 pages........... 25 fr.

Sabatier (A.). Étude sur le Cœur et la circulation centrale dans la série des Ver-
tébrés, anatomie et physiologie comparées, philosophie naturelle, par M. SABA-
TIER, professeur agrégé à la Faculté de Médecine de Montpellier, etc. 1 vol. in-4°
de 476 pages et 16 planches en chromolithographie, 1873 (Honoré d'une sous-
cription du ministère de l'Instruction publique)........... 30 fr.

www.ingramcontent.com/pod-product-compliance
Lightning Source LLC
Chambersburg PA
CBHW070521200326
41519CB00013B/2874